Roland R. Wauer
Surfactant in der Neonatologie

Mit freundlicher Empfehlung
überreicht durch

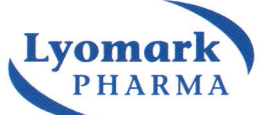

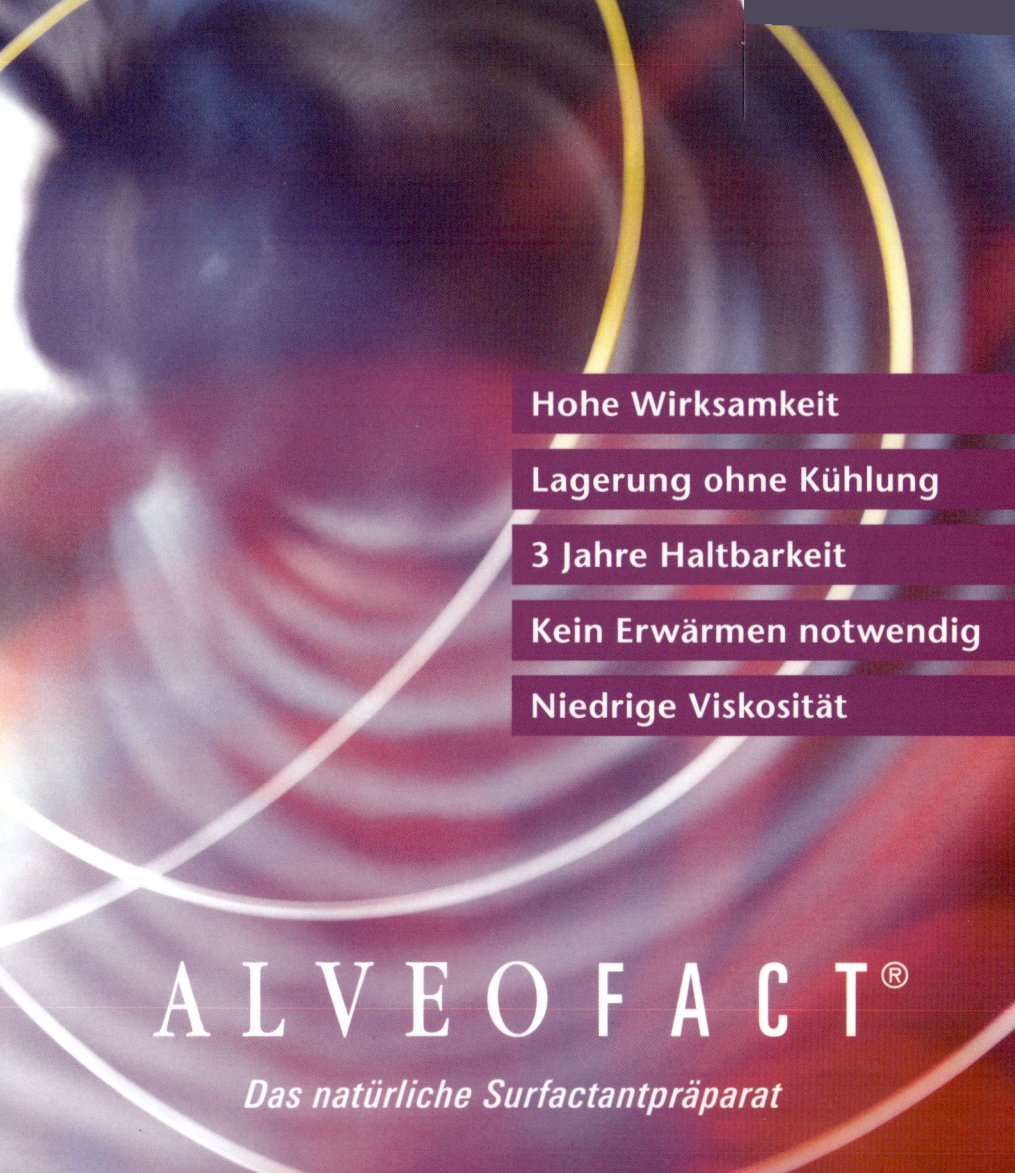

Hohe Wirksamkeit

Lagerung ohne Kühlung

3 Jahre Haltbarkeit

Kein Erwärmen notwendig

Niedrige Viskosität

ALVEOFACT®

Das natürliche Surfactantpräparat

ALVEOFACT®

Das natürliche Surfactantpräparat

Alveofact® Trockenampulle – Wirkstoff: Phospholipidfraktion aus Rinderlunge (Surfactant). Verschreibungspflichtig. Trockensubstanz und Lösungsmittel zur Herstellung einer Suspension. **Zusammensetzung:** Arzneilich wirksamer Bestandteil: 1 Durchstechflasche enthält 50,76 bis 60,00 mg einer Phospholipidfraktion aus Rinderlunge (Trockenmasse), entsprechend einem Gehalt von 66 µmol bzw. 50 mg Gesamtphospholipiden als gefriergetrocknetes Pulver. Sonstige Bestandteile: 1 Lösungsmittelfertigspritze zu 1,2 ml enthält: Natriumchlorid, Natriumhydrogencarbonat, Wasser für Injektionszwecke. **Anwendungsgebiete:** Vorbeugende Anwendung bei Frühgeborenen mit hohem Risiko für die Entwicklung eines Atemnotsyndroms (Respiratory Distress Syndrome, RDS). **Gegenanzeigen:** Bisher sind keine substanzspezifischen Gegenanzeigen bekannt. Hinweis: Nutzen und Risiko der Behandlung mit Alveofact® bei angeborenen Infektionen Frühgeborener sind derzeit noch nicht ausreichend geklärt. Bei Verdacht auf angeborene Lungenentzündung kann der Akut-Effekt vermindert sein. Bei gleichzeitiger Unterentwicklung der Lunge (länger bestehender Fruchtwassermangel durch Blasensprung oder angeborene Nierenfunktionsstörung) ist auch eine Verschlechterung der Lungenfunktion möglich. **Nebenwirkungen:** Bisher sind keine substanzspezifischen Nebenwirkungen bekannt. Unmittelbar nach Anwendung von Alveofact® kann es durch die Flüssigkeitsmenge zu einer kurzfristigen Verlegung der großen Atemwege kommen, die durch eine Erhöhung des Inspirationsdruckes für 30 bis 60 Sekunden behoben werden kann. **Hinweis:** In Einzelfällen ist eine Verlegung des Beatmungstubus durch viskoses Material beschrieben worden. Ein Kausalzusammenhang mit der Anwendung von Alveofact® ist nicht belegt. Hirn- und Lungenblutungen sind beschrieben worden. Ihre Häufigkeit entspricht annähernd den Angaben in der Literatur für diese Patientengruppe. **Stand der Information:** November 2006

Pharmazeutischer Unternehmer:
Lyomark Pharma GmbH
82041 Oberhaching
Tel. 089 / 45 08 08 78 0
Fax 089 / 45 08 08 78 50
Internet: www.lyomark.com

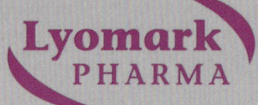

Roland R. Wauer

Surfactant
in der Neonatologie

Prävention und Therapie des neonatalen
Atemnotsyndroms mit Surfactant

13 Abbildungen, 13 Tabellen

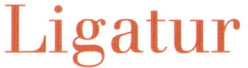

Anschrift des Verfassers:
Professor Dr. med. Roland R. Wauer
Charité Campus Mitte
Klinik für Neonatologie
Charitéplatz 1
10117 Berlin

© 2010 Ligatur
Verlag für Klinik und Praxis
Ramsbachstr. 82
70597 Stuttgart
www.ligaturverlag.com

Medizinische Redaktion: Harald Rass, Editorial
Service GmbH, Schwalbach-Hülzweiler

Layout und Grafik: Dominique Loenicker,
Cyclus · Visuelle Kommunikation, Stuttgart

Abbildung 1: Holger Vanselow, Stuttgart

Satz: Cyclus · Media Produktion, Stuttgart

Druck und Verarbeitung: Offizin Scheufele GmbH
+ Co. KG, Druck und Medien, Stuttgart

Printed in Germany

Benutzerhinweis: Erkenntnisse in der Medizin unterliegen einem ständigen Wandel, bedingt durch Forschung und klinische Erfahrung. Von Autor und Verlag wurde große Sorgfalt darauf verwendet, dass die in diesem Werk gemachten Angaben dem Stand des Wissens bei Erscheinen des Werkes entsprechen. Dennoch kann vom Verlag keine Gewähr für Angaben über Dosierungen oder Applikationsformen übernommen werden. Deshalb ist jeder Benutzer des Werkes angehalten, diese Angaben sorgfältig selbst auf ihre Richtigkeit zu überprüfen. Jede Dosierung oder Applikation erfolgt auf eigene Verantwortung des Benutzers. Geschützte Warennamen werden in diesem Werk nicht immer besonders gekennzeichnet. Deshalb kann aus dem Fehlen eines solchen Hinweises nicht auf einen freien Warennamen geschlossen werden.

ISBN 978-3-940407-27-6

Inhaltsverzeichnis

Vorwort

Fast 80 Jahre nach der Vermutung von Neergard, dass ein oberflächenaktiver Alveolarfilm die Luftatmung ermöglicht, und 50 Jahre nach der Erstbeschreibung des Surfactantmangels als Krankheitsursache für das neonatale Atemnotsyndrom durch Avery und Mead 1959 ist die Surfactanttherapie des neonatalen Atemnotsyndroms zu einer der am besten validierten Standardtherapien in der Neonatologie geworden. In weit über 400 kontrollierten klinischen Behandlungsstudien sind die inzwischen über zehn weltweit verfügbaren unterschiedlichen Surfactantpräparationen hinsichtlich ihrer klinischen Effektivität, optimalen Dosis sowie ihres Applikationsmodus und -zeitpunktes beim neonatalen Atemnotsyndrom, aber auch bei anderen respiratorischen Erkrankungen in der Neugeborenenperiode evaluiert und miteinander verglichen worden. Jährlich erscheinen neue bzw. aktualisierte Metaanalysen, welche die genannten Problemkreise auf der Grundlage des internationalen Wissenszuwachses hinterfragen. Nationale und internationale Leitlinien formulieren Empfehlungen unter Nutzung von Evidenzkriterien (in diesem Buch werden die Evidenzklassen nach [57a] genutzt, s. Anhang).

Trotz der Vielzahl internationaler Übersichtsartikel und der Durchdringung des beruflichen Lebens mit Informations- und Kommunikationstechnologie (Computer und Smartphone werden zu unverzichtbaren ständigen Arbeitsmitteln) besteht ein Bedarf für ein Buch über Surfactant in der Neonatologie. Die komprimierte Übersicht vermittelt das Wissen, dass die Surfactantanwendung keine isolierte Therapieanwendung, sondern Teil eines Gesamtkonzeptes ist. Wenn die personellen und apparativen Versorgungsbedingungen nicht stimmen, dann hilft der beste Surfactant den Frühgeborenen nichts. Weiterhin sind alle insbesondere bei den sehr und extrem unreifen Frühgeborenen heute angewandten therapeutischen Maßnahmen zur Unterstützung der Lungenbelüftung und zur Aufrechterhaltung der Ventilation potenziell lungenschädigend. Diese Gefahren können in gewissem Maße mit Richtlinien/Protokollen begrenzt werden, aber wegen der interindividuellen Variabilität einerseits und der Variabilität der klinischen Situationen andererseits ist vor allem das Wissen über die Funktionsreifung und Pathogenese der Lungenfunktionsstörungen eine wesentliche Voraussetzung, um unsere Patienten vor Schaden zu bewahren. Dieses Buch soll der übersichtlichen Vermittlung dieses notwendigen Basiswissens, der Übersicht über den aktuellen Stand der Surfactantanwendung in der Neonatologie und der Anregung zum Nachschlagen bei den zahlreichen angegebenen Quellen dienen.

Berlin im April 2010
Roland R. Wauer

1 Postnatale Atemstörungen

Postnatale Atemnot (engl. respiratory distress) tritt immer häufiger auf [56]. Ende der 1990er Jahre wurden in Deutschland 80 000–100 000 Neugeborene postnatal stationär eingewiesen (12–14 % eines Jahrganges), davon über 50 % – in der Schweiz 53 % [56] – wegen postnataler Atemstörungen einschließlich Neugeborenensepsis (Tab. 1). In Deutschland verstarben von 1 000 hospitalisierten Neugeborenen acht bis neun an einer respiratorischen Erkrankung (respiratorische Mortalität) und von 1 000 atemge-störten Neugeborenen ca. 14, in der Schweiz 35 (respiratorische Letalität).

Atemstörungen treten meist innerhalb der ersten Lebensstunden auf mit typischen, aber unspezifischen Symptomen der Atemnot: Tachypnoe (> 60/min), interkostale, epigastrische, sternale Einziehungen (Ausdruck einer erhöhten Atemarbeit), inspiratorisches Nasenflügeln, weit geöffneter Mund und reklinierter Kopf (reflektorische Erweiterung der Atemwege als Ausdruck der Luftnot), exspiratorisches Stöhnen (Knorksen, Karcheln; engl. expiratory grunting) und zentrale Zyanose. Das Vollbild (Abb. 1) ist nicht immer nachweisbar.

Atemstörungen werden am häufigsten bei unreifen Frühgeborenen und bei Neugeborenen mit Infektionen beobachtet. Nicht alle Atemstörungen sind pulmonal verursacht (s. Tab. 1), alle sind differenzialdiagnostisch abzuklären (Tab. 2).

Abb. 1 Klinische Symptome und Bewertung der Atemnot bei einem Neugeborenen.
Links: Bild eines voll ausgeprägten Atemnotsyndroms. Beachte den somnolenten Ausdruck des Blickes – Bewusstseinstrübung infolge der schweren Hypoxie!
Rechts: klinische Bewertung mit Hilfe des Silverman-Scores [187].

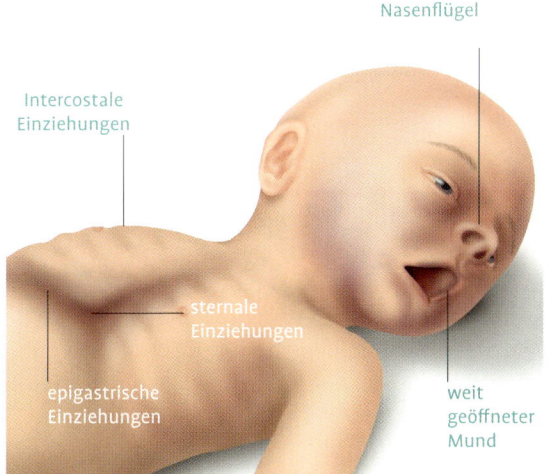

nach hinten geneigter Kopf

Nasenflügel

Intercostale Einziehungen

sternale Einziehungen

epigastrische Einziehungen

weit geöffneter Mund

Silverman-Score

	0	1	2
Atembewegung oberer Thorax	synchron	verzögerte Inspirationsbewegung	Schaukelatmung
Einziehungen unterer Thorax	keine	gerade sichtbar	ausgeprägt
Sternale Einziehungen	keine	gerade sichtbar	ausgeprägt
Nasenflügeln	kein	minimal	ausgeprägt
Knorksen	kein	nur mit Stethoskop hörbar	laut hörbar

Bewertung:	> 6 drohendes Lungenversagen
0 – 3	keine bis milde Atemnot
4 – 6	moderate Atemnot
7 – 10	schwere Atemnot

Tabelle 1 Fallzahl und Inzidenz (gerundet) respiratorischer Erkrankungen Neugeborener in Deutschland Ende der 1990er Jahre [modifiziert nach [239]].

ICD-9	ICD-10	Diagnosen	Fallzahl/Jahr ~ n	Inzidenz BRD ~ ‰
		Hospitalisierte Neugeborene mit Atemstörungen (ohne angeborene Herzfehler) *davon*	**45 000**	**60,00**
770.9	P 28.9	Atemstörung, postnatal (nicht näher bezeichnet)	9 600	13,00
770.6	P 22.1	Transitorische Tachypnoe (TTN; feuchte Lunge, Wet lung)	7 500	10,0
038.9	P 36.-	Sepsis	6 500	9,00
770.8	P 28.4	rezidivierende Apnoe-Anfälle	6 000	8,00
769.	**P 22.0**	**Atemnotsyndrom (nANS)**	**5 500**	**7,00**
768.	P 21.-	Asphyxia fetalis et neonatorum	2 500	3,20
770.1	P 24.0	Massives Aspirationssyndrom (MAS)	2 300	3,00
770.7	P 27.1	Bronchopulmonale Dysplasie (BPD)	1 300	1,70
770.0	P 23.-	Kongenitale Pneumonie	1 200	1,60
770.2	P 25.-	Pneumothorax, -mediastinum, -perikard	1 150	1,50
482.9	I 15.9	Pneumonie, bakteriell	1 000	1,40
748.9	Q 30 – 34	Anomalien der Atemwege/Lunge (z.B. congenital lobar emphysema, cystic adeno-matoid malformation, Lungenhypoplasie)	300	0,40
756.6	Q 79	Kongenitale Zwerchfellhernie (CDH)	150	0,20

Seltene neonatale Erkrankungen mit Atemstörungen

Persistierende fetale Zirkulation (PFC) oder primäre pulmonale Hypertension des Neugeborenen (PPHN); angeborene Stoffwechselstörungen, Erythroblastosis fetalis; nicht immunologischer Hydrops fetalis, Lungenblutung, Polyglobulie

Tabelle 2 Diagnostische Methoden bei atemgestörten Neugeborenen.

Methode	Ziel
Blutgasanalyse des arteriellen Blutes	Bestimmung des Schweregrades der respiratorischen Insuffizienz, der Hypoxämie, Hyperkapnie und des Azidosetyps
CRP, Il-6 oder Il-8	Ausschluss einer bakteriellen Infektion
Röntgen-Thorax	Nachweis typischer radiologischer ANS-Kriterien (s. Tab. 4), Luftlecksyndrome, massives Aspirationssyndrom (MAS), Kardiomegalie, angeborene Anomalien
Blutkultur	Nachweis einer bakteriellen Sepsis
Blutzucker	Ausschluss einer Hypoglykämie
Kardiosonographie	beim Nachweis eines Herzgeräusches, einer Kardiomegalie bzw. einer refraktären Hypoxie zum Ausschluss eines Herzfehlers oder einer primären pulmonalen Hypertension des Neugeborenen (PPHN)

2 Das neonatale Atemnotsyndrom nANS

2.1
Synonyme Bezeichnungen für das nANS

Atemnotsyndrom (ANS), Surfactant-Mangel-Syndrom (SMS), Surfactantmangel-Krankheit, infantiles Atemnotsyndrom oder (älter) idiopathisches Atemnotsyndrom (IANS), Hyaline-Membranen-Krankheit (HMK), Syndrom der pulmonalen hyalinen Membranen, primäres Atemnotsyndrom

Engl.: *respiratory distress syndrome (RDS), surfactant deficiency, infant respiratory distress syndrome oder (älter) idiopathic respiratory distress syndrome (IRDS), hyaline membrane disease (HMD), RDS-Typ I*

2.2
Definition des nANS

Das nANS ist ein infolge Surfactantmangel (Basisdefekt) hervorgerufenes progredientes Lungenversagen einer strukturell, biochemisch und funktionell unreifen Lunge. Pathophysiologisch besteht eine verzögerte Resorption der alveolären Lungenflüssigkeit und eine allgemeine Belüftungsstörung ohne stabilen Aufbau einer funktionellen Residualkapazität (FRC), klinisch entsteht das typische Bild der Atemnot. Im Verlauf auftretende pulmonale Epithelschäden lösen Proteinaustritt und Inflammationsprozesse aus, wodurch auch pulmonale hyaline Membranen und später eine chronische Lungenerkrankung entstehen können. Wegen einer androgenbedingten verzögerten Lungenreifung ist das männliche Geschlecht signifikant stärker betroffen [17a]. Die Surfactantgabe mildert – auch bei extrem unreifen Frühgeborenen – die klinischen Probleme, die im Zusammenhang mit dem postnatalen Management der unreifen Lungenfunktion entstehen können.

2.3
Klinisches Bild

2.3.1
Das klassische Atemnotsyndrom des Neugeborenen (nANS)

Die Namensgebung und der klassische klinische Verlauf des Atemnotsyndroms Frühgeborener basieren auf Beobachtungen in einer Zeit, in der noch keine Intubationsbeatmung und keine Surfactanttherapie verfügbar waren. Es beschreibt ein progressives Lungenversagen bei reiferen Frühgeborenen. Das klassische klinische nANS ist heute in den Ländern mit moderner perinatologischer Versorgung nur noch in Ausnahmefällen zu beobachten. Man kann das klassische ANS des Frühgeborenen in vier Stadien einteilen.

Stadium I: Beginn der Atemnot in der Regel schon im Kreißsaal, stetige Zunahme ihres Schweregrades über die ersten 24–36 Lebensstunden (Beurteilung des nANS-Schweregrades nach klinische Kriterien, s. Abb. 1; nach objektiven Methoden, s. Tab. 3 und 4; Pathophysiologie, s. Kapitel 7).

Die progrediente Atemnot erfordert eine steigende Sauerstoffsupplementierung. Das charakteristische Knorksen (exspiratorisches Stöhnen) entsteht durch einen reflektorischen Stimmritzenverschluss während der Ausatmung und dient dem Aufbau einer adäquaten funktionellen Residualkapazität (FRC). Der klinische Schweregrad korreliert mit dem endexspiratorischen Luftgehalt der Lunge (FRC, s. Abs. 7.2.1), der durch ein Thorax-Röntgenbild abgeschätzt werden kann: je geringer die FRC, desto geringer der Schwärzungsgrad der Lunge (Tab. 4). Ein kommerziell verfügbares FRC-Messverfahren unter Spontanatmung oder Beatmung, insbesondere bei Frühgeborenen, gibt es derzeit trotz vielseitiger Anstrengungen noch nicht [91, 157].

Das klinische nANS-Gesamtbild (Abb. 1, Tab. 3 und 4) erfordert die Surfactantgabe und apparative Atemunterstützung, bei Spontanatmung zuerst in Form von nasalem CPAP. Bei unzureichendem Atemantrieb bzw. insuffizientem Gaswechsel wird intubiert und maschinell beatmet. Indikationen zur Surfactantgabe s. Kapitel 8 und 9.

Der Nachweis von Inflammationsparametern im Trachealsekret als Ausdruck einer Lungenschädigung schon in diesem ANS-Stadium und tierexperimentelle Untersuchungen führten zu Hypothesen, dass durch frühe Surfactantgabe und früh begonnene apparative Atemunterstützung (CPAP) zur Vermeidung einer Intubationsbeatmung die pulmonale Schädigung und spätere BPD-Entwicklung verhindert werden kann. Seit Anwendung dieser Strategien ist der ANS-Verlauf wesentlich verkürzt und die Begleit- und Folgemorbidität verringert. Oft kann eine endotracheale Intubation und Beatmung vermieden bzw. können intubierte beatmete Frühgeborene schon im Stadium I extubiert und mit CPAP allein erfolgreich weitergeführt werden (s. Kap. 8–9).

Stadium II: Ohne Surfactanttherapie und apparative Atemunterstützung kommt es zum progressiven Lungenversagen mit Anstieg des pCO_2. Oft tritt in dieser Periode der Tod durch Hypoxie und Hyperkapnie ein.

Unter apparativer Atemunterstützung (CPAP oder Beatmung) bildet sich für weitere 48–72 Stunden ein relativer steady state des ANS-Schweregrades mit gleich bleibenden apparativen Parametern (inspiratorische Sauerstoffkonzentration F_iO_2, CPAP- bzw. Beatmungsdrücke, Atem- bzw. Beatmungsfrequenz).

Die insbesondere bei sehr untergewichtigen Frühgeborenen < 1500 g (< 32 SSW) häufige ANS-assoziierte Morbidität wie alveoläre Luftlecksydrome (interstitielles Emphysem, Pneumothorax, -mediastinum, -perikard), intrazerebrale Blutung (IVH), zerebrale Leukomalazien, Persistieren des Ductus arteriosus (PDA) mit Rechts-links-Shunt und pulmonale Hypertonie

(Abb. 5) manifestieren sich gewöhnlich während des Stadiums II. Der Schweregrad der Komplikationen bestimmt den weiteren Verlauf und die Prognose des Kindes.

Stadium III beginnt am 4./5. Lebenstag mit einer Besserung der Atemnot und des klinischen Zustandes in unkomplizierten Fällen, messbar an den respiratorischen Parametern (u.a. Reduktion des inspiratorischen Sauerstoffs F_iO_2, inspiratorischen Beatmungsdruckes P_i, Atemwegsmitteldruckes P_{mean}) sowie an der verstärkten Diurese. Eine beginnende bronchopulmonale Dysplasie (BPD) zeigt sich durch Persistenz des Sauerstoff- bzw. Beatmungsbedarfs über die erste Lebenswoche hinaus.

Stadium IV: Die Lungenfunktion kann sich allmählich bessern und innerhalb von 2–3 Wochen normalisieren. In Abhängigkeit vom Grad der kindlichen Reife, vom Ausmaß der iatrogenen pulmonalen Schädigung während der ANS-Stadien I–III und dem Schweregrad der ANS-assoziierten Komplikationen (IVH, BPD) kann dieses Stadium auch Monate dauern und die frühkindliche Prognose bestimmen.

2.3.2
Diagnose

Die Diagnose basiert vor allem auf den klinischen Symptomen, den Blutgasparametern und der Thorax-Röntgenaufnahme (s. Tab. 3 und 4).
1. Klinische Symptome (unspezifisch) s. Abb. 1. Der zur Bestimmung des klinischen Schweregrades entwickelte Silverman-Score [187] nutzt diese Symptome.
2. Blutgase: Bei postnatalen Atemstörungen ist eine arterielle Blutgasanalyse zwingend und dringlich, unabhängig davon, ob eine Zyanose nachweisbar ist oder nicht (bei einer Anämie kann die Zyanose anfänglich fehlen). Eine kapillare Blutgasanalyse ist für die Bestimmung des Blut-pH und des pCO_2 möglich, eine pO_2-Bestimmung aus kapillarem Blut ergibt immer falsch niedrige Werte. Moderate bis schwere Atemstörungen erfordern wiederholte Blutgaskontrollen, die am bes-

Tabelle 3 Abschätzung des Schweregrades einer Atemstörung [modifiziert nach 66].

Bewertung	Methode				
	F_iO_2	a/A pO_2	Aa DO_2 mmHg	OI	p_aO_2/F_iO_2 mmHg
gesunde Lunge	0,21	0,90	15	1,0	450
leichte Atemstörung	0,30	0,45	120	2,5	300
moderate Atemstörung	0,60	0,25	300	15,0	150
schwere Atemstörung	0,90	0,10	600	30,0	75

F_iO_2 = Volumenanteil („Fraktion") des Sauerstoffs in der Einatemluft (dimensionslose Größe).

a/A pO_2 = Arterio-alveolärer Sauerstoffdruckquotient. Quotient aus p_aO_2 und pAO_2 Synonyma: p_aO_2/p_AO_2, pa/p_AO_2 (dimensionslose Größe).

Aa DO_2 = Differenz zwischen dem alveolären (p_AO_2) und arteriellen (p_aO_2) Sauerstoffdruck. Synonyma: p_AO_2 - p_aO_2, A-a-pO_2, A-a-pO_2 (Einheit: mmHg = torr). Berechnung des p_AO_2: F_iO_2 mal (Luftdruck plus Beatmungsmitteldruck minus Wasserdampfdruck) minus (p_aCO_2 dividiert durch respiratorischen Quotient), also z.B. 670 mmHg bei F_iO_2 = 1,0, Luftdruck = 760 mmHg, Beatmungsmitteldruck = 17 mmHg, Wasserdampfdruck = 47 mmHg, p_aCO_2 = 48 mmHg, respiratorischer Quotient = 0,8.

OI = Oxygenierungsindex. Maß für die Oxygenierung unter Berücksichtigung des Beatmungsdrucks (dimensionslose Größe). Berechnung: Beatmungsmitteldruck (in mmHg!) mal F_iO_2 mal 100 dividiert durch p_aO_2.

p_aO_2/F_iO_2 = Quotient aus arteriellem Sauerstoffdruck und inspiratorischer Sauerstoffkonzentration (Einheit: mmHg).

Tabelle 4 Radiologische Kriterien des ANS-Schweregrades.

Grad	Muster	Typisches Thorax-Röntgenbild	Erläuterung	FRC
I.	feingranuläres Lungenmuster		Granula = luftfreie (atelektatische) Alveolarbezirke	
II.	feingranuläres Lungenmuster + in die Herzkonturen hineinreichendes Aerogramm der Bronchien		Vor allem die durch die Knorpelspangen stabil offen gehaltenen und damit lufthaltigen Atemwege zeichnen sich gut ab gegenüber dem nicht lufthaltigen (atelektatischen) Lungengewebe bzw. dem luftfreien Herz.	
III.	feingranuläres Lungenmuster + in die Herzkonturen reichendes Aerobronchogramm + unscharfe Abgrenzung der Lungenfelder von Herz- und Zwerchfellkonturen		Der Luftgehalt der Lunge ist insbesondere in den peripheren Bereichen so stark reduziert, dass der Kontrast zu den angrenzenden luftfreien Geweben Herz, Zwerchfell und Leber verschwimmt.	
IV.	„Weiße Lunge"		Der Luftgehalt der gesamten Lunge ist so stark reduziert, dass kein Kontrast zu den angrenzenden luftfreien Geweben Herz, Zwerchfell und Leber besteht.	

Tabelle 5 Differenzialdiagnose postnataler Atemstörungen (Prävalenz s. Tab. 1).

	Wet lung / TTN	Sepsis/ Pneumonie /AIS	nANS
Anteil an hospitalisierten Neugeborenen	30 – 40 %	20 %	11 – 12 %
Ätiologie	verzögerte Resorption der fetalen Lungenflüssigkeit	bakterielle Infektion	Surfactant-Mangel plus verzögerte Resorption der fetalen Lungenflüssigkeit
Anamnese	Zustand n. Sectio caesarea	PROM; pos. B-Streptok.-Anamnese	vaginale Blutung, Asphyxie, Mehrlinge, mütterlicher Diabetes, Knabe, Geschwister mit ANS
Gestationsalter	alle; überwiegend Reifgeborene	Früh- und Reifgeborene	**Frühgeborene < 35 SSW**
O_2-Bedarf	F_iO_2 anfangs 0,4 – 0,6 – aber über Std. abnehmend	meist ansteigend	**ansteigend**
Klinik	milde bis moderate Atemnot-Symptome	schwerkrankes Kind (s. Abb. 1)	schwerkrankes Kind (s. Abb. 1)
Labor/ Diagnostik	respiratorische Azidose, keine Infektionsparameter	**Infektionsparameter** CRP, I:T, IL-6/IL-8, BK positiv	respiratorische Azidose, keine Infektionsparameter
Thorax-Röntgen	verstärkte Gefäßzeichnung, zentrale Transparenzminderung, extrapulmonale Flüssigkeit in Interlobärspalt und/oder Pleurawinkeln	interstitielle oder lobäre Infiltrate, bei B-Streptok. wie nANS	radiologische Stadien I-IV (s. Tab. 4)
Beginn	im Kreißsaal	variabel, oft im Kreißsaal	**unmittelbar postnatal**
Trend	Rückbildung der Atemnot innerhalb der ersten 12 h, selten 24 – 48 h	**Verschlechterung**	**Verschlechterung**
Surfactant-therapie (s. Kap. 9 – 10	keine Evidenz / keine Zulassung	keine Evidenz / keine Zulassung; Heilversuch ? (s. Abs. 10.3)	Evidenzlevel 1a für Prophylaxe & Therapie (s. Kap. 9 und 10)

ten mit einem Arterienkatheter in einer peripheren Arterie oder über die Nabelarterie vorgenommen werden. Eine Alternative ist die Kombination der kapillaren Blutgasanalyse mit den nicht invasiven Messtechniken Pulsoxymetrie bzw. transkutane Oxymetrie. Beim nANS wird in Raumluft ein $P_aO_2 < 50$ mmHg (< 6,6 kPa) gemessen. Wichtigstes differenzialdiagnostisches Kriterium bei pulmonalen Atemstörungen ist der von Geburt an zunehmende Sauerstoffbedarf.

3. Thorax-Röntgenbild (klassische Zeichen, s. Tab. 4). Die charakteristischen Veränderungen entstehen durch unterschiedliche Grade des pulmonalen Luftgehalts (FRC): Lufthaltige Lungenstrukturen sind schwarz, luftfreie weiß. Je weniger Luft dauerhaft am Ende der Exspiration in der Lunge verbleibt, desto heller zeichnen sich die pulmonalen Strukturen im Thorax-Röntgenbild ab. Auf dieser Basis können vier radiologische Schweregrade des nANS beschrieben werden.

MAS	PnTh	PFC/ PPHN
3 – 5 %	**1 – 2 %**	**selten**
Atemwegsobstruktion + Verteilungsstörungen + chem. Pneumonitis, oft PFC	ungleichmäßige Belüftung – Überdehnung – Emphysem-Ruptur	**Primäre** PPHN: Mediahypertrophie
hypotrophe u. postterme Reifgeborene, Asphyxie, prolongierte Geburt; Plazentafunktionsstörung	MAS, AIS , komplizierte Geburt mit Reanimation	übertragene Neugeborene, Asphyxie
Reifgeborene	Früh- und Reifgeborene	Reifgeborene
hoch	ansteigend	hoch
schwere Atemnot; Clifford-Zeichen; grün verfärbte Nägel, Haut und Nabelschnur	einseitig prominenter Thorax und fehlende Atembewegungen, Tachykardie	Zyanose u. Azidose; Persistenz des Recht-links-Shunts ohne Nachweis einer Kardiopathie
respiratorische Azidose, anfänglich keine Infektionsparameter	Translumination mit Kaltlicht – großer Halo um Lichtkopf	Kardiosonographie, eventuell Hyperoxietest
grobfleckige Verschattungen u. Überblähungen, evtl. Pneumothorax	befallene Seite: kollabierte Lunge, flaches Zwerchfell, gespreizte ICR, Schwärzungsbereiche ohne Lungengewebszeichnung, dünnes und/oder nach gesund verlagertes/r Mediastinum bzw. Herzschatten	oft untypisch, selten vermehrte Schwärzung der Lunge als Ausdruck verminderter Perfusion
unmittelbar postnatal	oft im Kreißsaal, seltener 2. – 3. Lebenstag	direkt postnatal oder im Verlauf
Verschlechterung	akute Verschlechterung, Unruhe	unverändert
reduziert nur ECMO-Risiko / keine Zulassung (s. Abs. 10.2)	keine Evidenz / keine Zulassung Rational im nANS-Kontext	keine Evidenz / keine Zulassung Heilversuch? [246]

Abkürzungen: AIS = Amnioninfektionssyndrom; nANS = neonatales Atemnotsyndrom, B-Streptok. = beta-hämolysierende Streptokokken der Gruppe B; CRP = C-reaktives Protein; ICR = Intercostalraum; IL-6 = Interleukin 6; IL-8 = Interleukin 8; I:T = Linksverschiebung im Differenzialblutbild (I = immature, T = total); MAS = Mekoniumaspirationssyndrom; PFC = persistierende fetale Circulation; PnTh = Pneumothorax-PPHN = persistierende pulmonale Hypertension des Neugeborenen; PROM = vorzeitiger Blasensprung; SSW = Schwangerschaftswochen; TTN = transitorische Tachypnoe des Neugeborenen.

Die Differenzialdiagnose der Atemstörungen (Tab. 5) umfasst sowohl pulmonale als auch kardiale, hämatologische, infektiöse, morphologische und metabolische Ursachen, welche die Atemorgane direkt oder indirekt in den pathologischen Prozess einbeziehen können. In Tab. 1 sind die wichtigsten respiratorischen Erkrankungen, die postnatale Atemstörungen verursachen, in der Reihenfolge ihrer Häufigkeit in Deutschland aufgelistet. Die differenzialdiagnostischen Kriterien für die Diagnosefindung sind in Tab. 5 zusammengestellt. Besonders bei sehr unreifen Frühgeborenen bereitet die differenzialdiagnostische Abgrenzung des Atemnotsyndroms von der transitorischen Tachypnoe infolge verzögerter Resorption der Lungenflüssigkeit (Wet lung, feuchte Lunge), von der Sepsis bzw. konnatalen Pneumonie und von der Lungenhypoplasie Schwierigkeiten.

Bei der sekundären oder adulten Form des RDS reifer Neugeborener steht die Differenzialdiagnose zur konnatalen Pneumonie (insbesondere durch hämolysierende Streptokokken der Gruppe B), zum Mekoniumaspirationssyndrom (MAS), zu Fehlbildungen der Atmungsorgane, zur persistierenden pulmonalen Hypertonie (PPHN) und zur Wet lung im Vordergrund.

2.3.3
Risikofaktoren, Prädiktoren

Einige anamnestische Kriterien korrelieren mit einem erhöhten nANS-Risiko: Intranatale Asphyxie (niedriger 1- und 5-Minuten-Apgar-Wert), vaginale Blutungen, Rh-Unverträglichkeit, mütterlicher Diabetes, Kaiserschnitt, männliches Geschlecht, Mehrlinge, Geschwister mit ANS. Ein vermindertes Risiko besteht bei vorzeitigem Blasensprung (> 24 Stunden), bei klinischen Zuständen mit chronischem intrauterinen Sauerstoff-Nährstoff-Mangel (Hypotrophie, Gestose) sowie nach pränataler Lungenreife-Induktion mit Glukokortikoiden.

Zahlreiche Methoden wurden hinsichtlich ihrer Eignung einer nANS-Vorhersage klinisch validiert [14a]. Sie beruhen entweder auf dem mikroskopischen, biochemischen oder physikalischen Nachweis von Surfactant-Bestandteilen (Lamellarkörperchen, Phospholipide, Surfactantproteine) oder auf der Messung der Oberflächenaktivität im pränatal gewonnenen Fruchtwasser (Langmuir-Waage) [235] bzw. im unmittelbar postnatal aspirierten Tracheal- oder Magensekret des Neugeborenen (foam stability index, bubble-test, click-test) [222]. Da bei all diesen Methoden das Problem besteht, dass die Probe verdünnt sein kann, werden die Messergebnisse häufig auf einen internen Standard bezogen (z.B. L/S-Ratio; surfactant-to-albumin ratio). Der Lezithin/Sphingomyelin-Quotient (L/S-Ratio) –

ältester Parameter zur Einschätzung der fetalen biochemischen Lungenreife aus dem Fruchtwasser – gibt eine quantitative Aussage über den verfügbaren Surfactantpool. Bei einer L/S-Ratio im Fruchtwasser < 2 beträgt der positive prädiktive Wert für das Auftreten eines nANS 60–80 %, bei einer L/S-Ratio > 2 ist der Vorhersagewert für eine reife Lunge 98 %. Der zusätzliche qualitative Nachweis der Minorkomponenten der Surfactantphospholipide Phosphatidylglyzerol (PG; L/S-Ratio < 2 und PG negativ) verbessert den Vorhersagewert für das ANS auf ca. 85–90 % und für eine reife Lunge auf nahezu 100 % [29, 154].

Da einerseits die pränatale Vorhersage allein auf Fruchtwasser basiert, das durch Amniozentese gewonnenen wird, und die biochemischen Methoden sehr zeit- und kostenaufwendig sind und da sich andererseits die pränatale Glukokortikoid-Prophylaxe des nANS bei drohender Frühgeburt vor der 34. SSW allgemein durchgesetzt hat, konnten sich die Verfahren zur pränatalen Lungenreife-Bestimmung weder zur Planung des optimalen Geburtszeitpunktes noch zur Indikation für eine postnatale Surfactanttherapie in der klinischen Routine etablieren. Die klinische Entscheidung ist unverändert das einzige und bedeutendste Kriterium für die Einleitung einer Geburt [51].

Auch die Methoden, die auf unmittelbar postnatal aspiriertem Tracheal- oder Magensekret beruhen, haben wegen methodischer Mängel (zeitnahe Resultatverfügbarkeit, Personalaufwand, schlechtes Kosten/Nutzen-Verhältnis) einerseits und wegen zu geringer Spezifität und Sensibilität andererseits keine Verbreitung gefunden. Der Bedarf nach einem einfachen bettseitigen Test mit schneller Resultatverfügbarkeit ist für eine objektive Therapieführung insbesondere dadurch sehr hoch, dass > 40 % der sehr unreifen Frühgeborenen (ELGANs) spontan atmen und nur mit CPAP versorgt werden können [168]. Deshalb sind immer wieder Versuche unternommen worden, die genannten Teste für die klinische Praxis zu optimieren [154].

3 Epidemiologie des neonatalen Atemnotsyndroms

3.1
Prävalenz

Das ANS betrifft fast ausschließlich Frühgeborene mit einem Gestationsalter < 35 SSW (< 2000 g Geburtsgewicht). Die Prävalenz steigt mit fallendem Gestationsalter und beträgt unterhalb der 28. Schwangerschaftswoche (SSW) > 90% (Abb. 2).

Bei reiferen Frühgeborenen > 34 SSW und bei reifen Neugeborenen handelt es sich in der Regel um eine adulte, sekundäre Form des Atemnot-

Abb. 2 Entwicklung der Prävalenz des neonatalen Atemnotsyndroms (nANS)
Links: Prävalenz nach Gestationsalter. Daten aus folgenden Quellen: Vermont-Oxford-Database [224] für die Jahre 1991 und 2001, Usher et al. für die Jahre 1957 – 63 [217], Robertson für die Jahre 1983 – 86 [165] und St. Clair et al. für die Jahre 1998 – 2004 [29].
Rechts: Prävalenz nach Geburtsgewicht seit 1991 in 5-Jahres-Perioden von 1991 bis 2005 [224].

syndroms (ARDS) als Folge einer Infektion oder einer schweren perinatalen Hypoxie. Die Prävalenz liegt zwischen 0,65% und 1% (in Deutschland ca. 5000 Erkrankungen pro Jahr). In den letzten Dekaden ist eine geringe Steigerung der Prävalenz insbesondere unter den Kindern mit einem Geburtsgewicht < 1500 g bzw. mit einem Gestationsalter ≤ 32 SSW zu erkennen (Abb. 2). Hier sind jedoch Zweifel über die hohe bzw. sogar gestiegene Inzidenz des neonatalen ANS angebracht. Möglicherweise spiegeln die Morbiditätsstatistiken die korrekte Erkrankungshäufigkeit nicht wider:

1. Die Häufigkeit von Atemstörungen muss zwar mit der steigenden Unreife aus entwicklungsbiologischen Gründen zunehmen (s. Kap. 4–7), aber es gibt keinen eindeutig definierten und praktikablen Parameter mit hoher Sensitivität und Spezifität für den Nachweis eines Surfactantmangels (s. Abs. 2.3.3).
2. National und international ist der Anteil der Frühgeborenen mit antenataler Lungen-

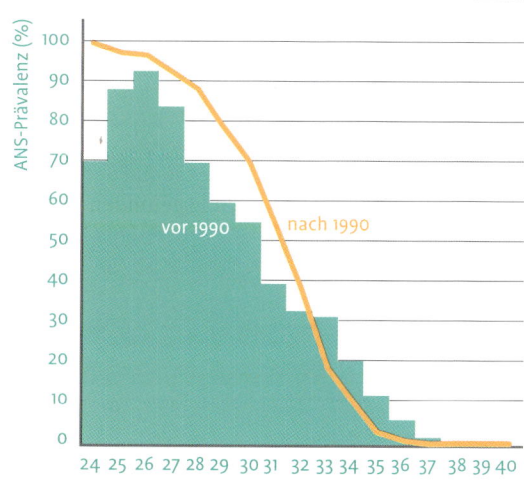
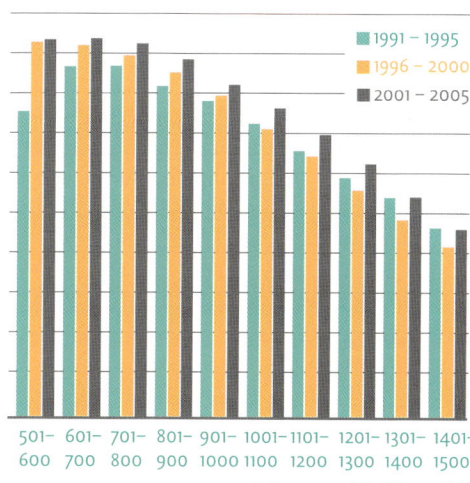

reife-Induktion durch Glukokortikoide ange-
stiegen und liegt jetzt in Deutschland bei >
90 % [23: BQS-Qualitätsreport 2008]. Die allgemeine
gesundheitliche Verfassung heutiger Frühgeborener ist nicht vergleichbar mit derjenigen
vor der flächendeckenden Einführung der
Glukokortikoid-Prophylaxe und vor der 13.
Personenstandsänderungsverordnung vom
24.3.1994 [240].

3. Worauf gründet sich die Diagnose nANS
    (RDS)? Seit der Verfügbarkeit von Surfactant
    ist das Bestreben zur Intubation, Surfactant-
    gabe und meist anschließender Beatmung
    angestiegen [147]. Aus Metaanalysen geht der
    Vorteil einer frühen Surfactantgabe hervor
    [197] und in Leitlinien wird eine prophylakti-
    sche Surfactantgabe innerhalb der ersten 60
    Lebensminuten empfohlen [7], die keine Dia-

gnosestellung nANS mit Thorax-Röntgenbild
und Klinik voraussetzt. Es ist zu vermuten,
dass oft die Surfactantgabe mit der Diagno-
sestellung nANS gleichgesetzt wird.

4. In randomisierten Studien über die Wirksam-
    keit von Surfactantprophylaxe bei Frühgebo-
    renen zeigen die klinischen Daten der Kinder
    in der Kontrollgruppe, dass zwischen 32 %
    und 81 % kein nANS, also keinen klinisch re-
    levanten Surfactantmangel hatten [18, 52, 110,
    191, 230]. Auch in der Coin-Studie an ELGANs
    (25 + 0 bis 28 + 6 SSW) benötigten von den
    in die CPAP-Gruppe randomisierten Frühge-
    borenen nur ca. 40 % Surfactant im Verlauf
    der ersten 5 Lebenstage [135].

3.2
Mortalität und Letalität des nANS

Die nANS-Letalität geburtsgewichtsbezogener
Subpopulationen in der Neonatologischen Klinik Charité-Mitte sank signifikant in den letzten
40 Jahren, besonders beeindruckend seit Anfang
der 1990er Jahre mit Einführung von Surfactant
(Abb. 3). Auch in der nationalen Todesursachen-
statistik der Säuglingssterblichkeit verringerte
sich in den letzten vier Dekaden die Bedeutung
des nANS als Todesursache. Das einst so gefürch-
tete nANS belegte in den Jahren 2000 – 2007 mit

Abb. 3 Senkung der nANS-Letalität in vier Geburts-
gewichtsklassen an der Klinik für Neonatologie der
Charité Berlin in fünf 2-Jahres-Perioden der letzten 35
Jahre. In jeder Gewichtsklasse trat jeweils zur vorher-
gehenden Periode eine signifikante Senkung der ANS-
Letalität ein. Die Unterschiede zwischen den Jahrgän-
gen jeder Gewichtsklasse sind statistisch signifikant
(χ^2-Test, p < 0,05). Eine markante Senkung trat nach
Einführung der Surfactanttherapie des nANS seit
1989/1990 ein [239].

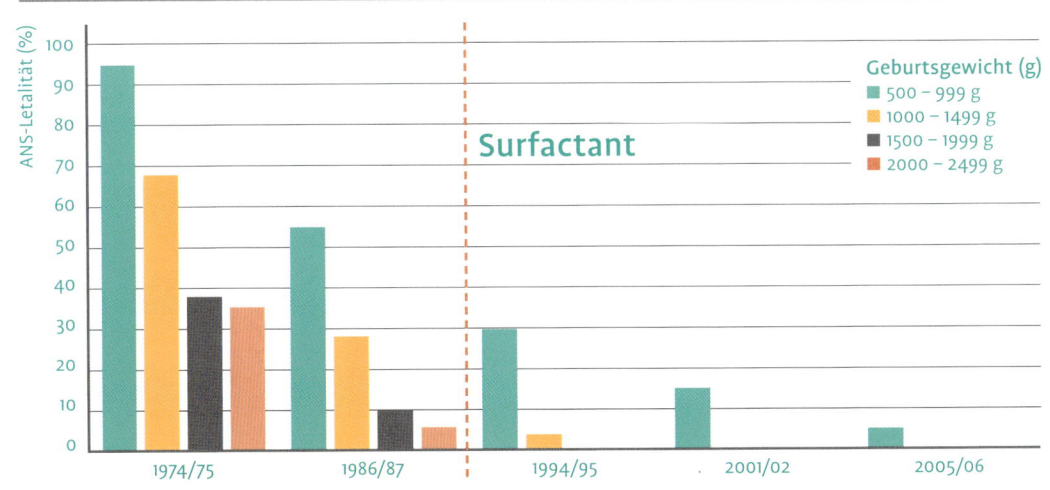

ca. 40 Todesfällen pro Jahr (ICD-10 P 22) die Rangplätze 11 – 15 [194, 240]. Man muss aber bei der hohen Prävalenz des nANS von > 90 % bei den ELBW- bzw. ELGA-Neugeborenen (Abb. 2) davon ausgehen, dass unter den 700 – 800 ELBW-Verstorbenen, die mit der Todesursache „extrem niedriges Geburtsgewicht (P 07.0)" bzw. „extreme Unreife (P 07.2)" verschlüsselt wurden [194], eine weitaus höhere Anzahl von Kindern mit der Diagnose nANS verborgen ist. Heute haben in Deutschland ca. 0,4 % der Lebendgeborenen ein Geburtsgewicht < 1000 g, deren absolute Zahl ist in den letzten beiden Dekaden um über 40 % gestiegen. Der Anteil der Verstorbenen

Abb. 4 Oben: Aufstellung der absoluten Anzahl verstorbener Säuglinge, der absoluten Anzahl verstorbener Säuglinge mit einem Geburtsgewicht < 1000 g und der Säuglingssterblichkeit in den Jahren 1991, 1995, 2000, 2005 und 2007.
Unten: Anteile der Geburtsgewichtsklassen an der Säuglingssterblichkeit 1991-2007. Der Anteil der verstorbenen Kinder ohne Angabe des Geburtsgewichts bleibt gleich im Beobachtungszeitraum, dagegen verringert sich der Anteil der Kinder mit einem Geburtsgewicht > 2500 g und derjenige der Neugeborenen mit einem Geburtsgewicht von 1000 – 1500 g. Eindrucksvoll erkennbar ist der steigende Anteil der Kinder mit einem Geburtsgewicht < 1000 g [194, 240].

dieser Gewichtsgruppe an der Säuglingssterblichkeit hat sich stetig erhöht (Abb. 4).

3.3
Mit dem nANS assoziierte Morbidität

Typische Begleiterkrankungen des ANS, die früher als Folge des Atemnotsyndroms angesehen und vor allem bei sehr unreifen Neugeborenen beobachtet wurden, sind die intra-/periventrikuläre Blutung (IVH) und zerebrale Leukomalazien, der persistierende Ductus arteriosus (DAP) sowie die akuten und chronischen pulmonalen Komplikationen, wie z. B. die alveolären Luftlecksyndrome. Die Häufigkeit der Komplikationen in einer VLBW-Population ist abhängig vom Anteil der extrem untergewichtigen Neugeborenen (ELBW). Abb. 5 zeigt die Entwicklung der Häufigkeiten dieser Komplikationen in der Vermont-Oxford-Database, in der inzwischen VLBW-Populationen weltweit erfasst sind, im Vergleich zu den Häufigkeiten eines deutschen Perinatalzentrums (Charité Berlin-Mitte) und zur Vor-Surfactant-Ära. Die Effektivität neuer Surfactantpräparate, aber auch neuer Surfactant-Applikationsstrategien wird daran gemessen, wie stark die akuten und chronischen Komplikationen verringert werden können.

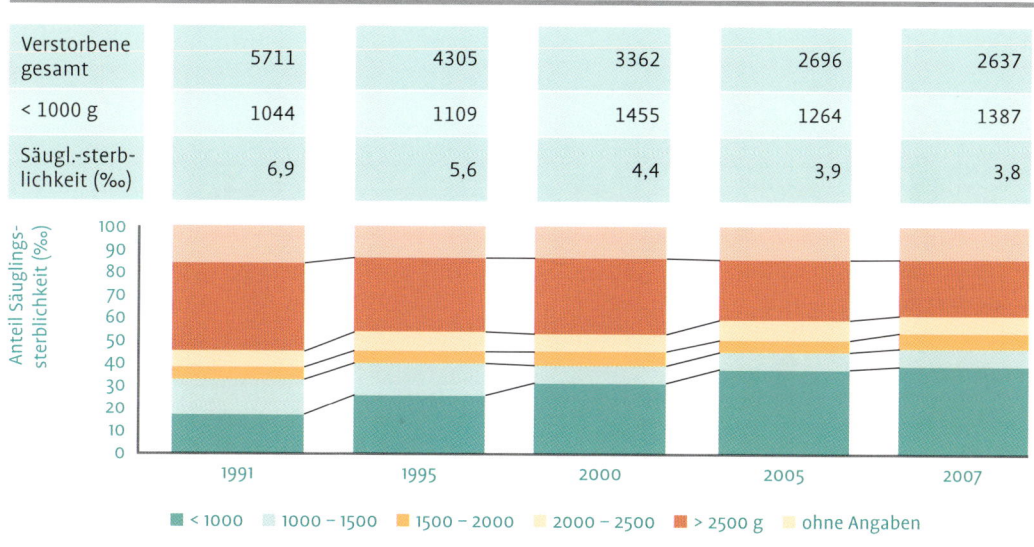

Abb. 5 Mit einem nANS assoziierte Morbidität bei Frühgeborenen mit einem Geburtsgewicht ≤ 1500 g. Darstellung der Häufigkeit (% der Gesamtpopulation) des nANS, des ELBW-Anteils und typischer Komplikationen. Vergleich mit einer Population ohne postnatale Surfactantapplikation aus der Vor-Surfactant-Ära. Zur Berechnung der Ergebnisse der Population ohne postnatale Surfactantapplikation wurden die Kontrollpatienten aus kontrollierten Surfactanttherapie-Studien herangezogen. Die Analyse basierte auf 13 Prophylaxe- (733 Kontrollpatienten) und 14 Therapiestudien (1148 Kontrollpatienten) [233].
Oben: Daten aus der Vermont-Oxford-Database (VON) 1996, 2000 und 2005. Quellen: Vermont-Oxford-Database-Jahresberichte 1996, 2000 und 2005 für Center 166 (Geburtsgewicht 501-1500 g) [224].
Unten: Charité 1997-2002 und 2004-2008. VLBW-Population der Klinik für Neonatologie Charité Campus Mitte. Quellen: [224] und Jahresberichte der Klinik für Neonatologie der Charité Campus Mitte.
Abkürzungen: BPD = bronchopulmonale Dysplasie (Sauerstoffapplikation zur 36 SSW); DAP = Ductus arteriosus persistens; ELBW = extrem untergewichtige Neugeborene < 1000 g Geburtsgewicht; IVH = intra-/periventrikuläre Blutungen; n = Anzahl der erfassten Kinder mit einem Geburtsgewicht < 1500 g; nANS = neonatales Atemnotsyndrom, PnTh = Pneumothorax; Überleb = Überlebensrate (Hospital); VON = Vermont-Oxford-Database.

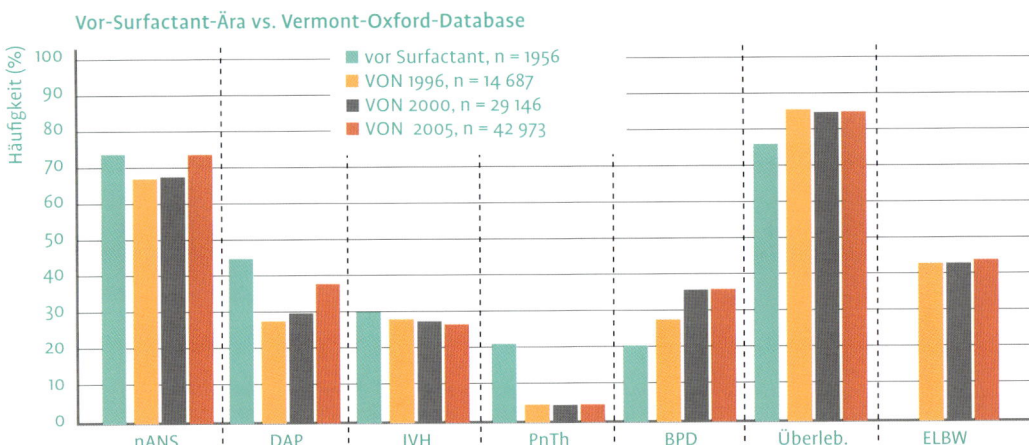

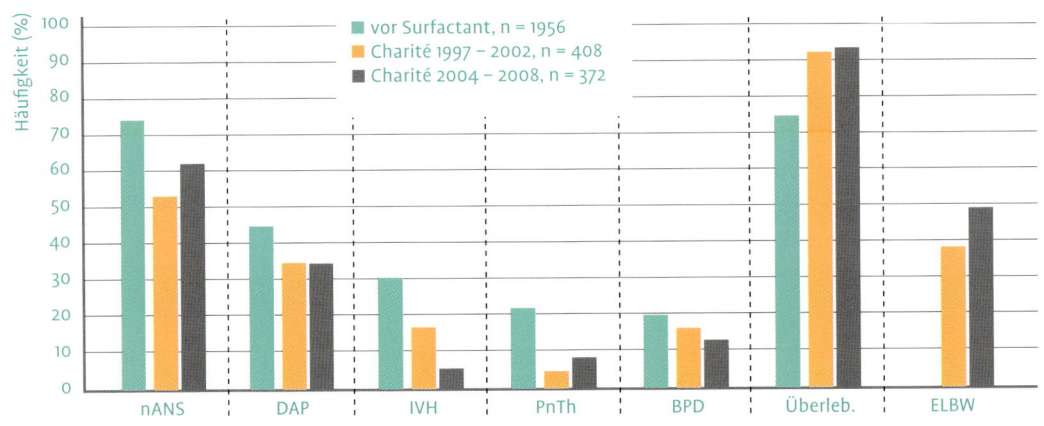

4 Lungenentwicklung

4.1
Grundlagen

Die Funktionsbereitschaft der Lunge zum postnatalen, extrauterinen Gaswechsel hängt in erster Linie von der morphologischen Reife ab, also von der Existenz eines pulmonalen Gefäßsystems, strukturell intakter, offener und funktionell stabiler Alveolen, einer adäquaten Kontaktfläche zwischen Gasraum und Lungenkapillaren, einer kurzen Diffusionsstrecke (Gas-Blut-Schranke) sowie von einer ausreichenden Transportkapazität für Sauerstoff (Erythrozyten).

Die kleinste morphologische Gaswechseleinheit, der **Azinus**, besteht aus einem terminalen Bronchiolus, einigen respiratorischen Bronchioli und sechs bis sieben endständigen Ausstülpungen, den Alveolen (Tab. 6). Ein Reifgeborenes hat 20–24 Millionen, ein erwachsener Mann ca. 300 Millionen Alveolen (Alveolaroberfläche ca. 2,8 m^2 vs. 75–100 m^2).

Die reife Gas-Blut-Schranke, durch die der alveoläre Gasaustausch vonstatten geht, besteht aus dem Kapillarendothel, dem schmalen Zytoplasmaraum des Typ-I-Pneumozyten und einem sehr schmalen Interstitium, das im dünnsten Bereich ausschließlich durch die fusionierte Basalmembran von Gefäßendothel- und Epithelzelle gebildet wird. Bei der Epithelzelle handelt es sich um den Pneumozyten Typ I, eine an den Gaswechsel angepasste alveoläre Zellform. Die Größe und Struktur dieser Austauschfläche bei der Geburt ist entscheidend für einen effizienten postnatalen Gasaustausch. Die zweite Alveolarepithelzelle, der Pneumozyt Typ II, ist der Produktionsort von Surfactant (s. Kap. 5).

Das komplexe Phänomen Lungenentwicklung wird mit morphologischen, biochemischen und funktionellen Kriterien beschrieben, wobei bisher vor allem die morphologische und biochemische Reifebeurteilung praktische Relevanz erreicht haben (s. auch Abs. 2.3.3).

4.2
Pränatale Lungenentwicklung

4.2.1
Einflussfaktoren des fetalen Lungenwachstums

Ein Netzwerk von Transkriptions- und Wachstumsfaktoren und ihren entsprechenden Rezeptoren kontrolliert und koordiniert den Ablauf der Lungenentwicklung durch eine bestimmte Abfolge von Genaktivierungen über Zeit und Raum [116, 127, 171, 232, 243]. Die zwei komplexen Prozesse der Lungenentwicklung – das strukturierte Lungenwachstum und die Lungenreifung – werden wahrscheinlich getrennt reguliert. Das Lungenwachstum scheint vorwiegend von physikalischen Faktoren wie vom Ausdehnungsraum für die Lunge in der Thoraxhöhle, vom Volumen und Druck der fetalen pulmonalen Flüssigkeit (FPF), von fetalen Atembewegungen (s. Abb. 6) sowie vom Fruchtwasser-Volumen beeinflusst zu sein. Die FPF nimmt in den pulmonalen Hohlräumen den späteren Platz der Luft ein und ermöglicht effektive fetale Atembewegungen. Die mechanische Dehnung aktiviert Signaltransduktionswege, die über die Produktion extrazellulärer Matrixproteine und die Expression spezifischer Gene in der fetalen Lungenzelle ein dreidimensionales Lungenwachstum gestalten [123, 231].

Die vorwiegend mit biochemischen Methoden beschriebene Reifung unterliegt einer multihormonalen Kontrolle. Hier spielen die endokrinen Organe (Hypophyse, Nebenniere, Schilddrüse, Geschlechtsorgane) und eine Vielzahl endogener Faktoren wie Corticotropin, Cortisol, Schilddrüsen- und Geschlechtshormone (Androgene,

Tabelle 6 Stadien der prä- und postnatalen morphologischen Lungenentwicklung nach [103a, 125a, 171, 195] (Abkürzungen unter der Tabelle).

	Stadium		morphologische Hauptentwicklung	Gaswechseleinheit
1	**Embryonal** 5. – 7. GW		Trachea, rechter u. linker Hauptbronchus asymmetrische bilaterale Verzweigung in Lappen-Segmentbronchien	Ösophagus Lungenknospen
2	**Pseudoglandulär** 7. – 17. GW		Verzweigung bis zu den terminalen Bronchiolen **(T)** Erreichte Verzweigungen – 16 Generationen	
3	**Kanalikulär** 17. – 24. (– 26.) GW		Verzweigung bis zur 23. Generation **Primitiver Azinus** = respir. Bronchioli **(R)** + 6–7 Ausstülpungen – den späteren Alveolen	 Unreifer Azinus
4	**Sakkulär** 24. – 40. GW		Azinus-Optimierung für Gasaustausch: 1. Zunahme der Sacculi 2. 32. GW Septierungsbeginn 3. Schmälerung der Gasdiffusionsstrecke	 Reifender Azinus
5	**Alveolär** ab 34. GW bis 18.(– 36.) LM		Vergrößerung der Gasaustauschfläche Septierung der Sacculi, relativ dicke Alveolarsepten	 Reifer Azinus
	Weitere Entwicklung bis 18. LJ		Weiteres Wachstum u. Verschmälerung der interalveolären Septen	

Abkürzungen: D = postbronchiolärer prospektiver Atemweg; D.alv. = Ductus alveolaris; GW = Gestationswoche; LJ = Lebensjahr; LK = Lamellarkörperchen; LM = Lebensmonat ; R = respiratorische Bronchioli; Sac = Sacculus; T = terminaler Bronchiolus

Vaskularisation	Epithelentwicklung	Histologie	Mediatoren
Lungenvenen u. -arterien	Differenzierung in neuroendokrine u. Flimmerepithelzellen		HNF-3ß, TTF-1, RA, RAR, Shh, Ptch, Gli2, Gli3, FGF-8, FGF-10, HNF-4ß-RIIA, N-adherin, Pitx-2, activin-ß, activin-, lefty-1/2, nodal
Präazinäre Vaskularisierung, enger Kontakt zwischen Epithel u. Mesenchym, Differenzierung der intrapulmonalen Arterien	**Zylindrisches Epithel** Differenzierung von Becherzellen und Clara-Zellen	Kapillare, Interstit., Mesenchymzelle, Zylindrische Epithelzelle, D. alv.	GATA-6 EGF, PDGF, N-myc, PDGF-R, FGF, EGF-R, TGF-ß, Shh, Ptch, EGF, BMP-4, RA, RAR
Vaskularisierung der terminalen respir. Bronchioli, Ausbildung der prä- und intraazinären Gefäße	**Kubisches Epithel**, Ausbildung der Blut-Luft-Schranke, Typ I u. II Zellen, Surfactantsynthese, Lamellarkörperchen	Interstit., Kapillare, D. alv., Kubische Epithelzelle	GATA-6, TTF-1, HNF-3ß, Mash-1, VEGF
Proliferation von Blut- und Lymphgefäßen um Sacculi, Distanz zwischen Alveolarepithel und Kapillaren weiter verringert	Vollendung der Lungenorganisation, steigende intrazelluläre **Surfactant**speicherung **(LK)**	Typ-II-Pneumozyt, Alveolarlumen, Basalmembran, ZK, LK, Typ-I-Pneumozyt, Mitochondrium, Kapillare	HNF-3ß, TTF-1, NF1, VEGF, VEGF-R
Vermehrung des kapillären Netzes	Weitere Verdünnung der Typ-I-Zelle, Bildung von Elastika-Fibrillen in den Septen	Sacculus alv., Ductus alveolaris	PDGF, PDGF-R, FGF, FGF-R, VEGF, RA, VEGF-R, Angiopoietine, Ephrine, RAR
Dünne Septen mit kapillärem Netzwerk			VEGF, PDGF, PDGF, Ephrine, Angiopoietine

Abb. 6 Funktionelle Lungenreifung in der zweiten Schwangerschaftshälfte bis zur Geburt (konstruiert aus Angaben in [104, 148, 237]).
Links: die wichtigsten mechanischen Einflussgrößen auf das fetale Lungenwachstum.
Oben: mittlere fetale Atemfrequenz.
Mitte: Volumendifferenz zwischen dem inspiratorischen und exspiratorischen Flüssigkeitsvolumen des Feten.
Unten: approximierte Entwicklung des intraluminären Flüssigkeitsvolumens. In einer Alveole mit großer Typ-II-Epithelzelle ist die Rolle der Chloridpumpe für die Bildung der fetalen pulmonalen Flüssigkeit (FPF) schematisch angedeutet. Die Produktion der FPF (2 – 5 ml/kg KG/h) ist die Voraussetzung für die dreidimensionale Lungenentwicklung. Die FPF hat im Vergleich zum Plasma eine höhere Chloridkonzentration,

einen niedrigeren pH und eine niedrige Eiweißkonzentration.
Rechts: Adaptationsprozesse unmittelbar vor und während der Geburt.
Oben: Durch eine Inaktivierung der Chloridpumpe vor der Geburt (⬇) nimmt die FPF-Produktion ab und durch die Induktion/Aktivierung der eNaC (●) und Na-K-ATPase (✳) setzt die Resorption der alveolären Flüssigkeit ein, dementsprechend geht das Volumen der FPF zunächst langsam um etwa ein Drittel zurück. Mit Wehenbeginn wird die eNaC maximal induziert und das FPF-Volumen geht um ein weiteres Drittel zurück, so dass zum Zeitpunkt der Geburt noch ca. 10 ml FPF/kg KG zur Resorption aus dem Alveolarlumen verbleiben (s. Text).
Abkürzungen: V_{Tin} = Einatmungsvolumen; V_{Tex} = Ausatmungsvolumen.

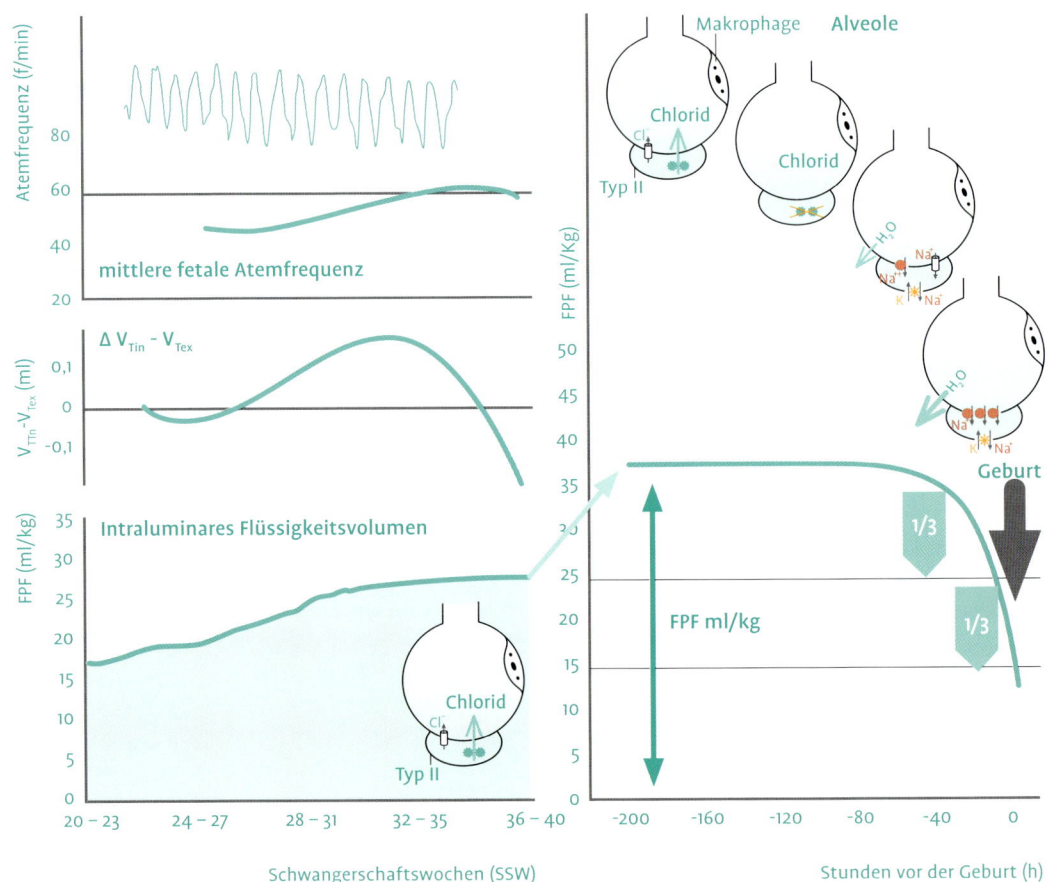

Östrogen) eine zentrale Rolle. Die biochemische Lungenreifung ist durch antenatale Glukokortikoidgabe und durch Entzündungsprozesse (z.B. Chorioamnionitis) induzierbar, nicht aber die strukturelle Reifung (die Alveolarisierung und die Vaskularisierung der Gaswechseleinheiten, s. Tab. 6). Im Gegenteil, die strukturelle Reifung wird durch Glukokortikoide, Sauerstoff, Inflammation (z.B. Chorioamnionitis), Beatmung und Nährstoffmangel verzögert [100].

Diese Zusammenhänge verdeutlichen, welch hoher interindividueller Variabilität man bei der Erstversorgung eines adaptationsgestörten Frühgeborenen gegenübersteht.

4.2.2
Morphologische Lungenentwicklung

Die morphologische Lungenentwicklung läuft über fünf Perioden (Tab. 6). Die Übergänge zwischen den Perioden sind unscharf und Überlappungen die Regel. Die später Luft leitenden Strukturen entstehen im Wesentlichen in den Perioden 1–3, die dem Gaswechsel dienenden respiratorischen Strukturen in den Perioden 3–5. Dieser Bildungsprozess hängt größtenteils von der FPF-Sekretion in die späteren Lufträume ab.

Während der sakkulären Periode (ab 24./25. SSW) optimiert sich der Azinus für den Gasaustausch durch drei Proliferations- und Differenzierungsprozesse:

1. Zunahme der potenziellen Gasaustauschfläche durch numerisches Wachstum der postbronchiolären prospektiven Atemwege sowie durch Neubildung von Sacculi und Septierung durch neue intraazinäre Septen (ab 32. SSW [27]),
2. Differenzierung des respiratorischen Epithels in Typ-I- und Typ-II-Pneumozyten und
3. Ausbildung der prospektiven Luft-Blut-Schranke durch Verkürzung der Gasdiffusionsstrecke zwischen späterem Luftraum und intersakkulärer Kapillare (Wachstum der Kapillargröße und -zahl in den schmaler und zellärmer werdenden intersakkulären Bin-

degewebssepten, direkter Gefäßkontakt zum Epithel des Sacculus).

Nach histologischen Kriterien ist ein effektiver pulmonaler Gaswechsel erst ab der späten kanalikulären und frühen sakkulären Entwicklungsphase, also ab der 24. SSW, wahrscheinlich. Allerdings ist auch bei der fetalen Lungenreifung mit einer großen interindividuellen Variabilität zu rechnen, so dass vereinzelt auch Frühgeborene mit einem Gestationsalter < 24 SSW mit intensivmedizinischen Maßnahmen einen ausreichenden pulmonalen Gaswechsel erreichen können. Fokal wird eine effektive Blut-Luft-Schranke ab der 19.–20. SSW nachweisbar.

4.2.3
Funktionelle pränatale Lungenreifung

4.2.3.1 Die fetale pulmonale Flüssigkeit (FPF)
Die FPF wird von den Epithelien der fetalen Lunge mit Hilfe einer Chloridpumpe energieabhängig produziert, ihre Zusammensetzung (hoher Chlorid-, niedriger Bicarbonatgehalt, kein Protein) unterscheidet sich eindeutig von derjenigen des Fruchtwassers. Die Sekretion der FPF in den pulmonalen Alveolarraum bewirkt einen erhöhten intrapulmonalen Druck. Geschlossene Stimmbänder und ein beengter Nasopharynx behindern den Ausstrom, so dass der intrapulmonale Druck ansteigt und den elastischen Widerstand der Brustwand übertrifft. Die FPF dient als ein flexibles „Kissen", um welches das Lungengewebe „herumwächst" [244].

Die Poren der fetalen pulmonalen Kapillarwände (Radius 11 nm) sind für Plasmaproteine durchlässig (Radius des Albumin-Moleküls ca. 3,4 nm). Die intakte Alveolarmembran ist dicht, so dass keine Proteine in der fetalen Lungenflüssigkeit nachweisbar sind. Bei Zerstörung dieser Epithelschranke (u.a. durch perinatale Hypoxie, toxische Radikale, Proteasen, mechanische Überdehnung bei Beatmung) treten Plasmaproteine einschließlich Albumin und Fibrinogen in den Alveolarraum über.

Ein verminderter FPF-Druck und/oder ein vermindertes FPF-Volumen bewirken eine Lungenhypoplasie [132], wofür verschiedene pathogenetische Ursachen verantwortlich sein können:

1. ein frühzeitiger Blasensprung in der 18.–24. SSW oder
2. eine mangelnde Urinbildung bei renalen Fehlbildungen bzw. Harntransportstörungen (Potter-Sequenzen), 1. und 2. klinisch zusammengefasst als sogenannte Oligohydramnie-Syndrome und
3. fetale Krankheitsbilder, die mit einer fetalen Lungenkompression einhergehen, wie Zwerchfellhernie, Chylothorax, Serothorax, Aszites, thorakale Skelettfehlbildungen oder Zwerchfelllähmungen.

Andererseits bewirkt ein erhöhtes FPF-Volumen oder ein erhöhter intraalveolärer Druck eine größere oder hyperplastische Lunge [133]. Während der kanalikulären und sakkulären Periode steigt die Sekretion der fetalen Lungenflüssigkeit, so dass ihr intraluminäres Volumen mit 30 ml/kg bei Geburt eines reifen Neugeborenen ungefähr dem der funktionellen Residualkapazität (FRC) des Neugeborenen nach Belüftung der Lunge entspricht (s. Abb. 6).

4.2.3.2 Die fetalen Atembewegungen
Fetale Atembewegungen sind während der ca. 20-minütigen fetalen Schlaf-Wach-Phasen ab der 12.–14. SSW sonographisch messbar (durchschnittliche Atemfrequenz ab der 20. SSW

Tabelle 7 Stadien der pränatalen funktionellen Lungenentwicklung.

Stadium	Funktionelle Lungenreifung	Biochemische Lungenreifung	Hauptmediatoren [171]
Pseudo-glandulär 7. – 17. GW	Epitheliale Sekretion der FPF 2-5 ml/kg/h FPF im Vergleich zum Plasma hohe Cl⁻-Konzentration, niedriger pH, kein Eiweiß	SP-C-mRNA ab 13. SSW in Typ-II-Zelle SP-B-mRNA ab 13. – 15. SSW in Clara-Zellen u. Typ-II-Zelle SP-A-mRNA ab 16. – 20. SSW in Trachea, Hauptbronchien u. Alveolarepithel SP-D-mRNA erscheint deutlich später	GATA-6, N-myc, PDGF, PDGF-R, EGF, EGF-R, FGF, TGF-ß, Shh, Ptch, **VEGF**, BMP-4, RA, RAR
Kanalikulär 17. – 24. GW	Anstieg der FPF-Sekretion Fetale Atembewegungen	Nachweis von SP-C u. SP-B ab 20. SSW (schneller Anstieg) Nachweis v. SP-A u. SP-D ab 17. – 18. SSW, Lamellarkörperchen ab 20. SSW	GATA-6, TTF-1, HNF-3ß, Mash-1, **VEGF**
Sakkulär 24. – 40. GW	FPF-Anstieg auf 30 ml/kg und des in-/exspiratorischen intratrachealen Flussvolumen bis 35./36. SSW, Maximum zw. 32. u. 35. SSW	FW: SP-A ab 30.-32. SSW, rascher Anstieg FW: gesättigte Phospholipide ab 32. SSW FW: Phosphatidylglyzerol ab 36. SSW und Abnahme von Phosphatidylinositol (sogenannter PI/PG-Switch)	HNF-3ß, TTF-1, NF1, **VEGF**, VEGF-R
Alveolär ab 34. GW bis 18(-24) LM	Umschaltung vom sekretorischen zum resorptiven Phänotyp ab 36. SSW = Inaktivierung der Chloridpumpe, Aktivierung der eNaC und Na-K-ATPase	Biochemische Reife (Surfactant und antioxidatives System) für die Luftatmung	PDGF, PDGF-R, FGF, FGF-R, **VEGF**, VEGF-R, Angiopoietine, Ephrine, RA, RAR

Abkürzungen: eNaC = Amylorid-sensitiver Natrium-Transportkanal; FPF = fetale Lungenflüssigkeit; FW = Fruchtwasser; GW = Gestationswoche; LM = Lebensmonat; SP = Surfactantprotein; SSW = Schwangerschaftswoche.

50–60/min; Abb. 6 links oben). Die Atembewegungen sind effektiv, sowohl das in- als auch das exspiratorische intratracheale Flussvolumen steigt bis zur 35./36. SSW mit einem Maximum zwischen 32. und 35. SSW. Danach flacht das intratracheale Flussvolumen während der Atembewegungen ab und das Ausatemvolumen übersteigt dasjenige des inspiratorischen Volumens, so dass ein Netto-Efflux entsteht (Abb. 6 links Mitte) [104] als ein weiterer Prozess, der die FPF-Clearance unterstützt.

4.2.4
Die biochemische Lungenreifung

Die biochemische Reifung der fetalen Lunge wird über die Entwicklung der Surfactantkomponenten beschrieben, welche in den Typ-II-Pneumozyten synthetisiert werden. In diesen großen, plumpen und sehr stoffwechselaktiven Epithelzellen erscheinen ab der 20. SSW die charakteristischen osmiophilen Lamellarkörperchen (LK) als intrazelluläre Speicherungsform von Surfactant. Ihre Zahl wächst mit dem Gestationsalter auf bis zu 100–150 LK/Zelle. Sie werden von den alveolären Typ-II-Zellen in die Sacculi/Alveolen sezerniert und durch die fetalen Atembewegungen ins Fruchtwasser transportiert.

Wie die Surfactantproteine (SP) A, B, C und D erscheinen die Surfactant-Phospholipide (PL) sehr früh während der fetalen Lungenentwicklung (Tab. 7). Die PL-Konzentration steigt aber erst im letzten Schwangerschaftsdrittel signifikant an, so dass mit Untersuchung der Anzahl der LK, des Fruchtwasserspiegels von Lezithin (DPPC), Phosphatidylglyzerol (PG), Surfactantproteinen unter anderen Parametern Aussagen

zur Lungenreife möglich sind (s. Abs. 2.3.3). Zur Zusammensetzung, Synthese und zum alveolären Surfactant-Kreislauf s. Kap. 5 und Abb. 8.

4.2.4.1 Das antioxidative System
Freie Radikale wie reaktive Sauerstoffspezies (ROS = reactive oxygen species) stammen aus der Veratmung von O_2 in der Atmungskette und können als reaktionsfähige Teilchen nahezu alle Biomoleküle oxidieren, damit funktionell verändern und Zellschäden hervorrufen. Schäden durch ROS zeigen sich als Protein- bzw. Enzym-Deaktivierung sowie als Oxidation von Membranlipiden („Lipidperoxidation") und besonders der mehrfach ungesättigten Fettsäuren. Wirksame Abwehr leisten vor allem Enzyme wie Catalase, Superoxiddismutase, Glutathionperoxidase, aber auch Radikalfänger wie Vitamin A, Vitamin C, Vitamin E, Karotinoide, Glutathion usw.

Nach der Geburt unterliegt die Lunge unmittelbar einem hohen F_IO_2, denn der Sauerstoffgehalt der Umgebungsluft ist deutlich höher als die Sauerstoffexposition in utero. Da das antioxidative Schutzsystem erst für das extrauterine Leben zwingend notwendig ist, entwickelt es sich wie auch das Surfactantsystem erst spät in der Fetalzeit (3. Trimenon) [61, 120]. Deshalb reagieren Frühgeborene – vor allem extrem unreife Frühgeborene – sehr empfindlich auf hohe Sauerstoffkonzentrationen, zunächst mit Inflammationsreaktionen und später mit einem alveolären Wachstumsstopp bis hin zur chronischen Lungenerkrankung BPD [6, 101]. Andererseits ist die veränderte postnatale Sauerstoffexposition ein Induktor der physiologischen und morphologischen Lungenreifung (s. Abs. 4.1) [80, 119].

5 Das Surfactantsystem

5.1 Zusammensetzung

Surfactant ist eine Emulsion aus Lipiden (90%), Proteinen (10%), Kohlehydraten und Ionen. Die Lipidfraktion besteht zu 80–90% aus oberflächenaktiven Phospholipiden (PL), wovon im reifen menschlichen Surfactant ca. 70% Lezithin (Dipalmitoyl-Phosphatidylcholin = DPPC) und ca. 10% Phosphatidylglycerol (PG) sind. Daneben enthält Surfactant Minorkomponenten wie Plasmalogene, mehrfach ungesättigte Fettsäuren (PUFA-PL) und Cholesterol. Plasmalogene and Cholesterol verbessern signifikant die oberflächenaktiven Eigenschaften von Lipidmixturen [172]. Ein hoher Gehalt an PUFA-PL und Plasmalogenen im Trachealsekret vermindert das BPD-Risiko [173]. Die übrigen PL-Komponenten, insbesondere die Phospholipide mit einfach und/oder mehrfach ungesättigten Fettsäuren, beeinflussen den Aggregatzustand von DPPC so, dass es bei Körpertemperatur flüssig ist. DPPC allein bleibt bis ca. 41°C kristallin. Mit fortschreitender Lungenreife ändert sich die Zusammensetzung des fetalen Surfactants (Tab. 7).

Bis heute sind vier spezifische Surfactant-assoziierte Proteine, SP-A, SP-B, SP-C und SP-D, bekannt, die alle in der Typ-II-Zelle exprimiert werden. Sie unterscheiden sich in Molekulargewicht, Struktur, chemischen Eigenschaften und in ihrer physiologischen Rolle bei der Bildung des intraalveolären tubulären Myelins, der Formierung des oberflächenaktiven Films an der Grenzfläche Luft-Hypophase und bei Prozessen der Surfactanthomöostase (s. Tab. 8).

Biochemisch gesehen ist die Lunge nach der 34./35. Gestationswoche sowohl bezüglich ihres Surfactant- als auch ihres antioxidativen Schutzsystem (s. Abs. 6.2.2) „reif" für die Luftatmung.

5.2 Funktionen

Der Surfactant (von engl. surface active agent) bedeckt filmähnlich die Oberfläche der belüfteten terminalen Atemwege und Sacculi/Alveolen (s. Abb. 8). Nach dem heutigen Wissensstand hat er vielfältige physiologische Funktionen:
1. Anti-Atelektase-Faktor,
2. lokale Immunabwehr und
3. Partikelmanagement in den Atemwegen. Angesichts der Tatsache, dass zur Geburt die reife Lunge bis zu 25 Millionen Alveolen mit einem Gasvolumen von 25–30 ml/kg enthält und über diese Fläche ein ständiger Kontakt zur Außenluft besteht, ist ein effizientes lokales Abwehr- und Reinigungssystem notwendig.

Zu 1) Anti-Atelektase-Faktor: Die postnatale Lunge ist in ihrer Gesamtheit eine große Grenzfläche zwischen Luft und Flüssigkeit, an der Oberflächenspannungskräfte, entsprechend den Kohäsionskräften zwischen den Molekülen, wirksam werden. Dadurch entsteht an der Grenzfläche der terminalen Luftwege bzw. von Alveolarepithel/Luft eine in das Lumen gerichtete Nettokraft, die Oberflächenverkleinerung anstrebt (Abb. 7). Kalkulationen auf der Grundlage des LaPlaceschen Gesetzes (Druck = 2 × OFS/Radius) ergeben einen Retraktionsdruck, der am Ende der Ausatmung den Kollaps der terminalen Bronchiolen bzw. der Sacculi/Alveolen oder die Entleerung der kleineren Sacculi/Alveolen mit dem höheren Oberflächendruck in größere Sacculi/Alveolen mit relativ geringerer Oberflächenspannung (OFS) bewirkt. Damit die terminalen Atemwege bzw. Sacculi/Alveolen offen bleiben, muss der atmosphärische Druck mit den anderen auf die Alveole einwirkenden Kräften wie Thoraxelastizität, Lungengewebselastizität und Oberflächendruck P ausbalanciert werden. Die Retraktionskraft der Lunge (Lungengewebselastizität und Oberflächenspannung) wird am Ende der Gestationsperiode in erheblichem Maße durch die Oberflächenspannung bestimmt, die der Surfactant so weit herabsetzt, dass am Ende einer normalen Ausatmung, d.h. auf dem Niveau der funktionellen Residualkapazität (FRC) der Lunge, an der Alveolaroberfläche OFS-Werte eintreten, die gegen 0 mN/m streben. Außerdem hat der pulmonale Surfactant die besondere Eigenschaft, die Einflüsse der unterschiedlichen Alveolarradien auf die Oberflächenspannung auszugleichen und die terminalen Atemwege zu stabilisieren [53].

Bei Surfactantmangel, bei entwicklungsbiologisch bzw. genetisch bedingten Surfactant-Funktionsstörungen oder bei Anwesenheit von Surfactantinhibitoren im Alveolarraum bleibt die Oberflächenspannung an der Grenzfläche zwischen Luft- und Flüssigkeitsphase (Alveolarepithel) hoch.

Beachte

Der zur Therapie des ANS eingesetzte Surfactant muss auch die Eigenschaft besitzen, sich homogen in der Lunge zu verteilen und zu spreiten.

Zu 2) lokale Immunabwehr: Die beiden sehr vielseitigen Surfactantproteine A und D (Tab. 8) werden sowohl in der Lunge als auch im Serum nachgewiesen. Sie spielen als Teil der angeborenen Immunität eine wesentliche Rolle in der pulmonalen Abwehr, werden also vor der Induktion einer Antikörper-Bildung in der Abwehr wirksam. Als Schaltmoleküle zwischen angeborener und erworbener Abwehr modulieren sie Zellfunktionen von dendritischen Zellen und T-Lymphozyten und sind in die Virusneutralisation

Merke: Surfactant stabilisiert das labile System Lunge.

Das Wirkprinzip des Surfactants beruht auf der Bildung einer einmolekularen Schicht (Monolayer) an der Grenzphase Flüssigkeit/Luft, die vor allem aus den amphiphilen[1] Phospholipiden (Lezithin = Dipalmitoyl-Phosphatidylcholin DPPC) besteht (Abb. 8). Damit bei der durch die Einatmung verursachten Vergrößerung der Alveolaroberfläche der Film nicht „reißt", werden weitere DPPC-Moleküle aus der Subphase des Surfactantfilms rekrutiert und in die DPPC-Molekülreihe eingeordnet. Bei der Exspiration verkleinert sich die Alveolaroberfläche, die DPPC-Moleküle rücken wieder enger zusammen und bilden eine immer kompaktere Molekülreihe an der alveolaren Grenzfläche, die der zentripetalen Oberflächenspannung entgegenwirkt und damit eine Atelektase verhindert. Dabei überflüssig werdende DPPC-Moleküle werden als Schichtreihe geordnet in der Subphase des Surfactants „gelagert". Die Organisation dieses störanfälligen Prozesses der raschen Filmbildung und -stabili-

sierung während der In- und Exspiration übernehmen die stark hydrophoben Surfactantproteine B und C und leisten damit einen essentiellen Beitrag zur biophysikalischen Surfactantfunktion. Ein reines Gemisch von Phospholipiden besitzt nicht die physikalischen und biologischen Eigenschaften wie ein natürliches Surfactant mit SP-B und SP-C.

Die Ausbildung und Stabilisierung der FRC bei niedrigen transpulmonalen Druckwerten erfordert drei physikochemische Surfactanteigenschaften, die auch der therapeutisch genutzte Surfactant erfüllen muss: (i) rasche Adsorption der oberflächenaktiven Moleküle an der Grenzfläche Flüssigkeit/Luft, (ii) Bildung eines oberflächenaktiven Films (Lipid-Monolayer) mit hohem Oberflächendruck (Spreitungsdruck) und niedriger Kompressibilität, der die Oberflächenspannung auf sehr niedrige Werte senken kann und (iii) schnelle Reorganisation des Monolayers aus den bei der Ausatmung in die Subphase abgedrängten Komponenten des oberflächenaktiven Films.

---

[1] polare Substanzen, die eine hydrophobe und eine hydrophile Komponente besitzen und sich an Grenzflächen anreichern

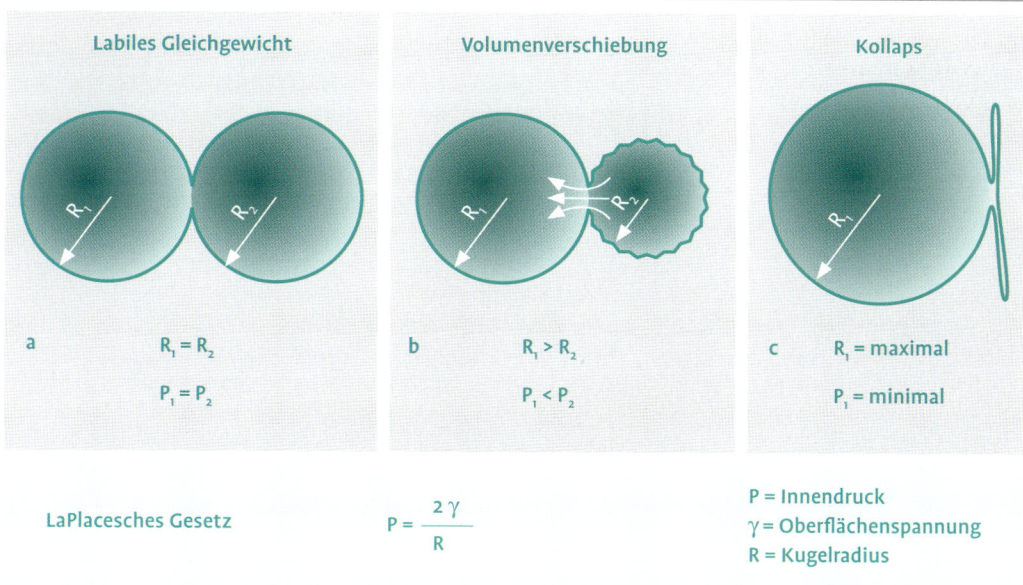

Labiles Gleichgewicht	Volumenverschiebung	Kollaps
a $R_1 = R_2$ $P_1 = P_2$	b $R_1 > R_2$ $P_1 < P_2$	c R_1 = maximal P_1 = minimal

LaPlacesches Gesetz

$$P = \frac{2\,\gamma}{R}$$

P = Innendruck
γ = Oberflächenspannung
R = Kugelradius

Abb. 7 Vereinfachtes Lungenmodell (zwei Alveolen). Die Kreise symbolisieren die Grenzfläche zwischen Luft und Flüssigkeit. Bei Anwendung des LaPlaceschen Gesetzes wird die Instabilität dieses einfachen Systems deutlich: Zwei kommunizierende Blasen (Alveolen) mit konstanter Oberflächenspannung $\gamma > 0$ befinden sich in einem labilen Gleichgewicht (a). Tritt in einer Blase eine Volumenänderung ein, steigt nach dem LaPlaceschen Gesetz der Druck in der kleineren Blase und es kommt zu einer Volumenverschiebung in Richtung der größeren, da wegen des größeren Radius der Oberflächendruck in der größeren Alveole geringer ist (b), letztendlich tritt der Kollaps der kleineren Blase ein (c), wenn kein Surfactant vorhanden ist [235].

und die Beseitigung von Bakterien, Pilzen, apoptotischen und nekrotischen Zellen ebenso involviert wie in die Regulierung der Zytokinfreisetzung und die Herunterregulation allergischer und inflammatorischer Reaktionen [102, 198, 248].

Zu 3) Partikelmanagement in den Atemwegen: Das respiratorische Epithel der Atemwege ist von einem viskösen Flüssigkeitsfilm bedeckt, der aus einer niederviskösen Sol- und einer höher

viskösen Gel-Phase besteht. Die Gel-Phase wird durch den Zilienschlag nach proximal bewegt und transportiert so Partikel aus der Lunge. Wie in der Alveole befindet sich in den Atemwegen an der Luft-Flüssigkeits-Grenze ein kontinuierlicher Surfactantfilm, der eine Reduktion der Oberflächenspannung bewirkt. Werden nun Partikel auf dem Film abgelagert, werden sie mit Hilfe des Surfactants in die Flüssigkeitsphase disloziert. Ein Teil dieser Partikel wird in der Gel-Phase rachenwärts transportiert (Mukoziliärtransport), ein anderer Teil wird entweder von Makrophagen phagozytiert oder von dendritischen Zellen aufgenommen und ins Gewebe transportiert, wo die Partikel via Lymphdrainage in die Lymphknoten gelangen und den T-Lymphozyten präsentiert werden [62].

5.3
Alveolärer Surfactant-Kreislauf

Während der Entstehung, Speicherung und Sekretion tritt Surfactant in verschiedenen physikalischen Formen auf: als Lamellenform, als Vesikelform und als tubuläres Myelin (TM). Die

Tabelle 8 Charakterisierung der Surfactantproteine [modifiziert nach 31, 198, 239, 242].

Protein	Produktionsort Kodierung auf Chromosom Moleküleigenschaften	Funktionen
SP-A	Typ-II-Zelle, Clara-Zelle, submuko-sale Drüsenzelle Chromosom 10 Molekulargewicht 650 mkDa, Octamer hydrophil	- wirksam bei Bildung des tubulären Myelins - Rolle in der angeborenen Abwehr - Schaltmolekül zwischen angeborener und erworbe-ner Abwehr - Opsonierung von Bakterien/Viren zur Phagozytose durch alveoläre Makrophagen - antiinflammatorisch - Surfactantprotektion vor Serumprotein
SP-B	Typ-II-Zelle Chromosom 2 79 Aminosäuren, kationisch, Homodimer sehr hydrophob	- SP-B ist Teil des tubulären Myelins; Senkung der Oberflächenspannung der Alveolen und terminalen Bronchioli durch Beschleunigung der Filmbildung und -stabilisierung - Stimulierung von Adsorption und Spreitung der Sur-factantphospholipide an der Luft-Wasser-Grenzflä-che - Rekrutierung von neuem Surfactant (SP-B); Unter-stützung bei Expansion und Kompression des Sur-factantfilms
SP-C	Typ-II-Zelle Chromosom 8 35 Aminosäuren, Monomer oder Dimer (auch Poly-merisierung möglich) extrem hydrophob	
SP-D	Typ-II-Zelle, Clara-Zelle, submuko-sale Drüsenzelle Chromosom 10 12 Untereinheiten mit je 43 kDa hydrophil	- Unterstützung der alveolären Surfactanthomöostase - Beseitigung von Pathogenen durch seine Aggrega-tions- und Agglutinationseigenschaften - Reduktion inflammatorischer Prozesse

gitterförmige Struktur des TM ist sehr stark von Kalziumionen und den Surfactantproteinen A, B, C und D abhängig.

Abb. 8 zeigt die intrazellulären Syntheseorte der Surfactantlipide und der Surfactantprote-ine B und C im endoplasmatischen Retikulum sowie den Transportweg via Vesikelkörperchen und Golgi-Apparat zu den Lamellarkörperchen (LK), wo SP-B und -C synthetisiert und mit den Phospholipiden in Form dicht aufeinander ge-stapelter Doppellamellen gespeichert werden. Nach Fusion der äußeren LK-Membran mit der Zellmembran wird der Surfactant in die Surfac-tanthypophase des Sacculus bzw. der Alveole ausgeschleust (Exozytose). Etwa 10% des in-

trazellulären Surfactants wird pro Stunde sezer-niert, das entspricht 15 LK/Zelle/Std.

Die normale LK-Bildung erfordert SP-B und ein Protein aus der Gruppe der ATP-abhängigen membranassoziierten Transportproteine, das ABCA3. Mutationen des ABCA3-Genes führen zur abnormalen oder fehlenden Surfactantbil-dung [63]. Gegenwärtig läuft eine klinische Studie zu dieser Fragestellung [5a].

Der extrazelluläre alveoläre Surfactantpool (ge-messen als DSPC = disaturated phophatidylcho-line) beträgt zur Geburt bei einem reifen Neu-geborenen ca. 100 mg/kg KG und bei einem Frühgeborenen mit nANS 1 – 15 mg/kg KG [64,

Bemerkungen	Assoziierte Erkrankungen
- zentrale Bedeutung für Organisation und Funktion des Surfactants, reguliert Recycling und Sekretion - wichtigstes Surfactant-assoziiertes Protein - Beim Herstellungsprozess natürlicher Surfactantpräparate wird SP-A herausgelöst und ist im Endprodukt nicht enthalten.	- keine Gendefekt-assoziierte Erkrankungen bekannt - Wegen der Rolle in der angeborenen Immunabwehr wird angenommen, dass bei genetischen Defekten eine höhere Empfänglichkeit für virale und bakterielle Infektionen besteht.
- Bei der Herstellung natürlicher Surfactantpräparate bleiben SP-B und SP-C mit den Surfactantlipiden verbunden und sind im Endprodukt enthalten. - Deshalb sind natürliche Surfactants bei der nANS-Therapie wesentlich effektiver als die proteinfreien synthetischen Präparate. - SP-B-Knockout-Mäuse versterben postnatal durch respiratorische Insuffizienz.	**SP-B-Defizienz ist letal** - kongenitale Alveolarproteinose = SP-B-Gendefekt, autosomal-rezessiv; Häufigkeit 1:1000-3000 (USA); ohne Lungentransplantation in 1-6 Monaten tödlich - SP-B-Mutationen = nANS und chronische Lungenerkrankungen - SP-C-Gen-Mutationen bewirken sowohl familiäre als auch sporadische chronische interstitielle Lungenerkrankungen.
- Rolle in der angeborenen Immunabwehr (Teil der Collectin-Familie) - Schaltmolekül zwischen angeborener und erworbener Abwehr - Beim Herstellungsprozess natürlicher Surfactants wird SP-D herausgelöst und ist im Endprodukt nicht enthalten.	bisher nicht bekannt

74, 96, 212]. Der ausgeschleuste Surfactant bildet in der Hypophase das TM mit charakteristischem gitterförmigen Aussehen. Aus dem TM wird der Surfactantfilm an der Luft-Flüssigkeits-Grenze generiert. Dabei ordnen sich die Phospholipidmoleküle so an, dass sich die hydrophoben Fettsäurereste in das alveoläre Lumen ausrichten und der hydrophile Phosphatidylrest in der Flüssigkeit der Hypophase verbleibt. So ensteht ein kompakter oberflächenaktiver Film (Lipid-Monolayer) an der Grenzfläche Luft-Flüssigkeit mit hohem Spreitungsdruck und niedriger Kompressibilität, der den zentripetal wirkenden Oberflächenspannungskräften entgegenwirkt und die Oberflächenspannung auf sehr niedrige Werte senkt. Teile des Monolayers werden bei der Ausatmung in die Hypophase abgedrängt (large aggregates). Bei der Einatmung (Vergrößerung der Oberfläche) reorganisiert sich der Monolayer rasch aus Komponenten (large aggregates) in der Hypophase. Bei diesem Ein- und Ausatem-Prozess entstehen aus den large aggregates verbrauchte Surfactantstrukturen als leichtere uni- und multilamelläre bzw. Vesikelkörperchen (sogenannte small aggregates), die in die Typ-II-Zelle zum Recycling aufgenommen werden.

Die Phospholipid-Komposition der verschiedenen Surfactantkompartimente ist gleich und es besteht ein schneller bidirektionaler Austausch zwischen den LK und dem Alveolarraum. Aus dem Recycling stammen 80–95% des Lipide

Abb. 8 Graphische Darstellung des alveolären Surfactantzyklus in der alveolären Typ-II-Zelle mit Hilfe verschiedener Vergrößerungsebenen.

Rechts unten: Alveole mit Surfactantfilm, Alveolarmakrophagen und großer, plumper, sehr stoffwechselaktiver Typ-II-Zelle mit vielen Lamellarkörperchen (LK).

Links oben: Die Vergrößerung des apikalen Typ-II-Zell-Bereichs zeigt die intrazellulären Syntheseorte des Surfactants im endoplasmatischen Retikulum und den Transportweg via Vesikelkörperchen und Golgi-Apparat zu den LK, wo der Surfactant in Form dicht aufeinander gestapelter Doppellamellen gespeichert wird. Nach Fusion der äußeren LK-Membran mit der Zellmembran wird der Surfactant in die Hypophase des Sacculus bzw. der Alveole ausgeschleust

(Exozytose) und bildet das netzförmige tubuläre Myelin (TM; links unten). Aus dem TM wird der Monolayer an der Luft-Flüssigkeits-Grenze generiert, dabei ordnen sich die Phospholipidmoleküle (hier DPPC = Dipalmitoyl-Phosphatidylcholin) so an, dass sich die hydrophoben Fettsäurereste in das alveoläre Lumen ausrichten und der hydrophile Cholinrest in der Flüssigkeit der Hypophase verbleibt (rechts oben). Im Prozess des Ein- und Ausatmens bilden sich verbrauchte Surfactantstrukturen, sogenannte small aggregates (Vesikelkörperchen), die in die Typ-II-Zelle recycelt werden. In die Entsorgung des „verbrauchten" Surfactants aus den Alveolen sind die alveolären Makrophagen eingebunden (s. Text) [64a, 141, 198, 248a].

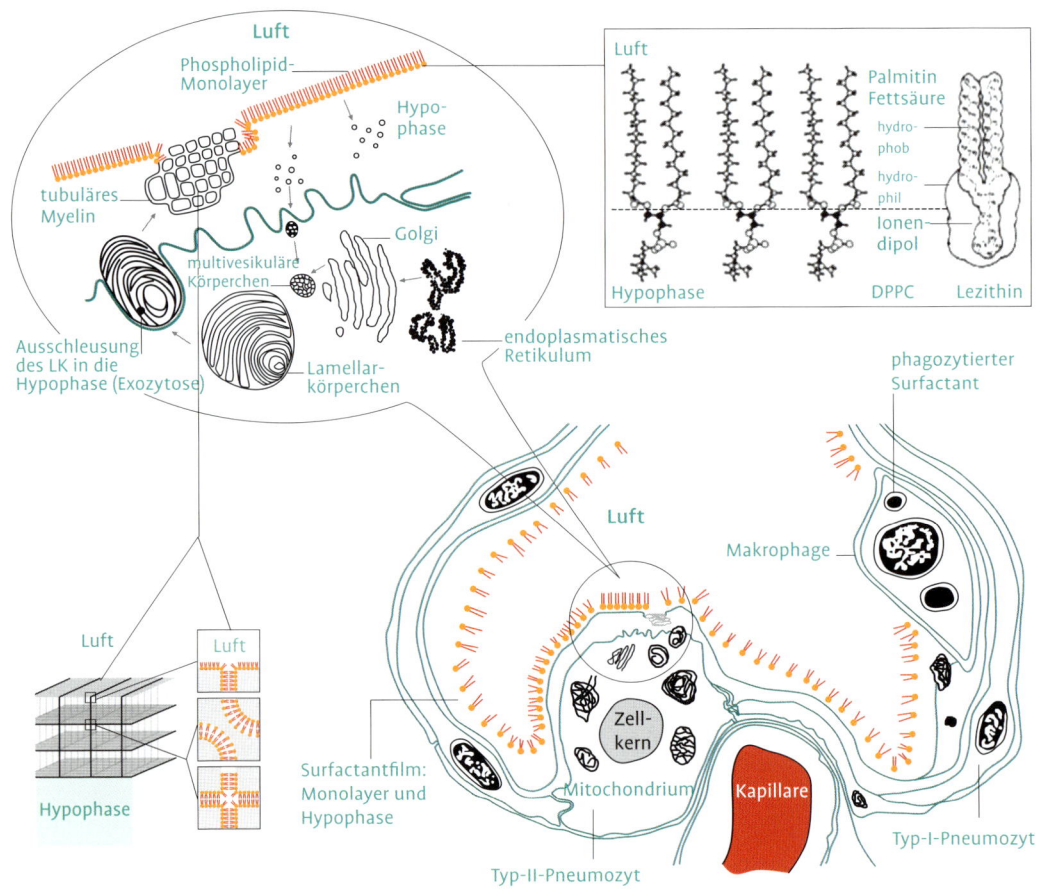

der LK. Ein anderer Entsorgungsweg des „verbrauchten" Surfactants aus den Alveolen läuft über den lysosomalen Abbau nach Aufnahme in den Makrophagen.

5.4
Therapeutisch genutzte Surfactantpräparate

Bei den zugelassenen Surfactantpräparaten wird zwischen natürlichen, teilweise durch Zusätze modifizierten Präparaten tierischen Ursprungs und rein synthetischen Produkten unterschieden. Die natürlichen Surfactantpräparate werden aus zerkleinerten (mincing) Lungen vom Schwein oder Rind oder aus intakten Tierlungen mittels bronchoalveolärer Lavage gewonnen.

Da zur Anreicherung und Isolierung der lipophilen Surfactantkomponenten organische Lösungsmittel und Chromatographie-Methoden angewendet werden, gehen die hydrophilen Surfactantproteine A und D beim Herstellungsprozess weitestgehend verloren, während die stark hydrophoben Surfactantproteine B und C an die oberflächenaktiven Lipide fest gebunden bleiben und somit beim Herstellungsprozess erhalten bleiben. Den Präparaten Surfacten® und Survanta® werden zur Verbesserung der biophysikalischen Eigenschaften noch weitere Lipide zugesetzt (Tab. 9).

Die proteinfreien synthetischen Surfactantpräparate zeigen bei experimenteller und klinischer Anwendung im Vergleich zu natürlichen Surfactantpräparaten deutlich geringer ausgeprägte therapeutisch relevante Effekte bezüglich der Überlebensrate, initialen Verbesserung des Gasaustausches sowie der Häufigkeit der pulmonalen Luftlecksyndrome [113, 189]. Bis heute sind deshalb natürliche Surfactantpräparate für die Behandlung des nANS die Mittel der Wahl [159, 201].

Einige wenige prospektive, randomisierte, kontrollierte klinische Vergleichsstudien wurden publiziert und lassen erkennen, dass Alveo-

fact® und Curosurf® hinsichtlich ihrer klinischen Wirksamkeit als gleichwertig zu beurteilen sind. Beide Präparate scheinen tendenziell Survanta® überlegen zu sein. So zeigten Baroutis et al. [15] statistisch signifikante Therapievorteile von Alveofact® und Curosurf® gegenüber Survanta® bei den Beobachtungsparametern Anzahl der Beatmungstage, Tage mit erhöhter Sauerstoffzufuhr und Zahl der Tage im Krankenhaus. Bei den anderen klinischen Parametern ließen sich keine Unterschiede finden. Wahrscheinlich steht dieses Ergebnis im Zusammenhang mit der biochemischen Zusammensetzung der Surfactantpräparate [160], aber auch mit den vergleichbaren physikochemischen und ultrastrukturellen Eigenschaften von Alveofact® und Curosurf® [14a, 17] (s. Tab. 9). Curosurf® und Alveofact® enthalten im Vergleich zu Survanta® deutlich höhere Anteile an PUFA-PL bzw. Plasmalogenen, und Alveofact® hat die höchsten Anteile an PL mit *einer* ungesättigten Fettsäure (monoene PL) [174]. Die geringen funktionellen und chemischen Unterschiede von Alveofact® und Curosurf® entsprechen auch den vergleichbaren klinischen Ergebnissen einer retrospektiven Vergleichsstudie (s. Abb. 9) [156], an der insgesamt 187 Neonaten beteiligt waren. Im Rahmen einer in den USA durchgeführten retrospektiven Studie schnitt Curosurf® gegenüber Survanta® und Infasurf® (Calfactant) bezüglich geringerer Mortalität, Anzahl notwendiger Applikationen und Kosten günstiger ab [130a, 159]. In drei prospektiven Studien [130a] wurde die Wirksamkeit von Alveofact® mit der von Survanta® verglichen. Hier konnten keine klinisch relevanten Unterschiede nachgewiesen werden. Es muss jedoch berücksichtigt werden, dass Survanta® doppelt so hoch dosiert wurde wie Alveofact®.

Die neueren proteinhaltigen synthetischen Surfactants (s. Tab. 9) sollten widerstandsfähiger gegenüber Inhibitoren sein, die besonders bei den verschiedenen Formen des ARDS eine wesentliche pathogenetische Rolle spielen [170].

Eine Metaanalyse von zwei RCTs, die synthetische proteinhaltige Surfactants (Lucinactant) mit natürlichen Surfactantpräparaten (Curo-

Tabelle 9 Gegenwärtig verfügbare Surfactantpräparate.

Produktname	Zusätzliche Bezeichnung	Tierquelle/Zusätze	Hersteller (Land)
1.1 Natürliche Surfactants tierischen Ursprungs, Herstellung mittels Lungenlavage			
Alveofact®*	Bovactant (SF-RI 1)	Rind	Lyomark Pharma (Deutschland)
BLES®**	Bovine Lipid Extract Surfactant	Rind	Bles-biochemicals (Großbritannien, Kanada)
Infasurf®**	Calfactant	Rind	ONY Inc. Amhorst (USA)
Surfacen®**		Schwein	Kuba
1.2 Natürliche Surfactants tierischen Ursprungs, Herstellung aus Lungengewebe (minced lungs)			
Curosurf®*	Poractant	Schwein	Chiesi Farmaceutici (Italien)
Surfactant-BL®	Surfactant-BL	Rind	Biosurf (Russland)
1.3 Natürliche Surfactants tierischen Ursprungs, Herstellung aus Lungengewebe (minced lungs) mit Zusätzen			
Newfacten Surfacten®**	Surfactant TA	Rind plus DPPC, Tri-maltmitin, Palmitinsäure	Tokyo Tanabe (Japan)
Survanta®*	Beractant	Rind plus DPPC, Tri-maltmitin, Palmitinsäure	Abbott Ross Laborat. (USA)
2.1 Synthetische Surfactants, proteinfrei			
ALEC®#	Pumactant	synthetische Lipide	Britannia Pharmaceuticals (Großbritannien)
Exosurf neonatal®*	Colfoseril palmitate	synthetische Lipide	Glaxo Wellcome (Großbritannien)
2.3 Synthetische Surfactants, peptidhaltig			
Surfaxin®## Aerosurf®##	Lucinactant/ Lucinactant für Inhalation	synthetische Lipide plus KL-4 (Sinapultide)	Discovery Labs (USA)
2.3 Synthetische Surfactants mit rekombinanten Apoproteinen			
Venticute®##	Lusupultide	synthetische Lipide und rekombinantes SP-C, hergestellt in E. coli	Nycomed ALTANA Pharma AG (Deutschland)

* in Deutschland zugelassen; ** nicht verfügbar in Europa; # Produktion eingestellt; ## nicht zugelassen (2009)
Abkürzungen: DPPC = Dipalmitoyl-Phosphatidylcholin; k.A. = keine Angaben; ME = monoen(oisch)e Fettsäure (einfache Doppelbindung); PG = Phosphatidylglyzerol; PL = Phospholipid; PUFA = polyungesättigte Fettsäure (mehrfache Doppelbindung) im Phospholipid; rSP-C = rekombinantes Surfactantprotein C; SP-B = Surfactantprotein B, SP-C = Surfactantprotein C.

Surfactant-Proteingehalt	Gesamtphospholipide (Konzentration, Gehalt)	PUFA & ME-PL / Plasmalogene mol %	Dosis mg/kg	Volumen ml/kg
~1 % SP-B u. -C	45 mg/ml	77 ± 3 /0,9 ± 0,3	100	2,4
~1 % SP-B u. -C	27 mg/ml	k.A.	135	5
SP-B: 290 g/ml SP-C: 360 g/ml	33 mg/ml	k.A.	105	3
~ 1 %	93 %	k.A.	100	4
~ 1 % SP-B u. -C	80 mg/ml	65 ± 1 /3,8 ± 0,1	100 – 200	1,25 – 2,5
1,8-2,5 % SP-B u. -C	75-80 %	k.A.	75	2,5
< 0,5 % SP-B u. -C	30 mg/ml	k.A.	100	3,3
< 0,5 % SP-B u. -C	25 mg/ml	34 ± 2 /1,5 ± 0,2	100	4
kein	70 % DPPC, 30 % PG	k.A.	k.A.	k.A.
kein	13,5 mg/ml	k.A.	67,5	5
in 30 mg/ml Surfaxin® 0,80 mg KL-4	DPPC 22,50 mg, PG 7,5 mg	k.A.	175	5,8
1 mg rSP-C/ml	50 mg/ml	k.A.	50	1

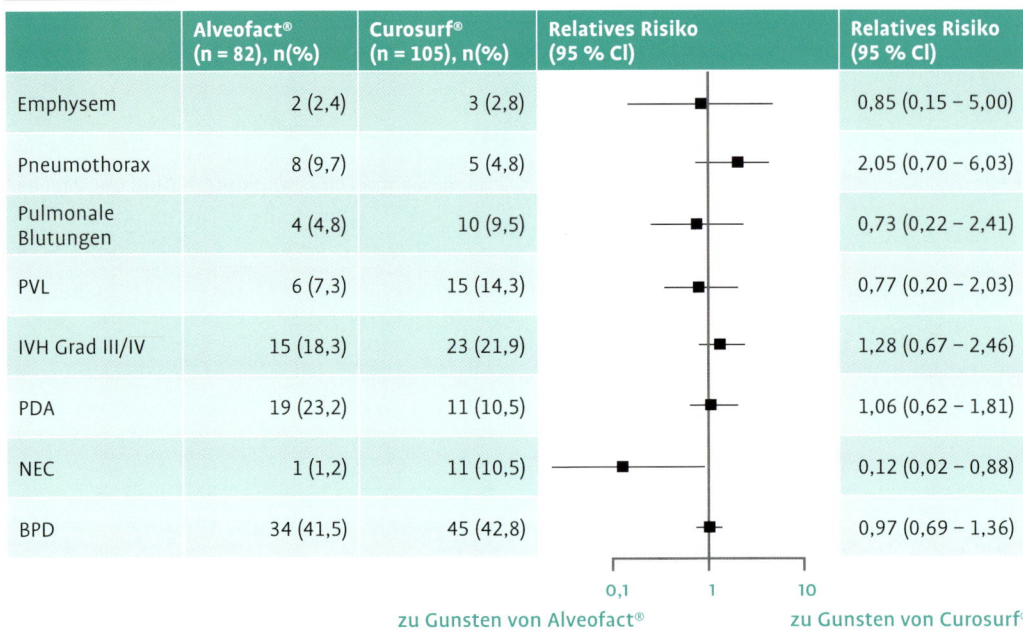

	Alveofact® (n = 82), n(%)	Curosurf® (n = 105), n(%)	Relatives Risiko (95 % CI)	Relatives Risiko (95 % CI)
Emphysem	2 (2,4)	3 (2,8)		0,85 (0,15 – 5,00)
Pneumothorax	8 (9,7)	5 (4,8)		2,05 (0,70 – 6,03)
Pulmonale Blutungen	4 (4,8)	10 (9,5)		0,73 (0,22 – 2,41)
PVL	6 (7,3)	15 (14,3)		0,77 (0,20 – 2,03)
IVH Grad III/IV	15 (18,3)	23 (21,9)		1,28 (0,67 – 2,46)
PDA	19 (23,2)	11 (10,5)		1,06 (0,62 – 1,81)
NEC	1 (1,2)	11 (10,5)		0,12 (0,02 – 0,88)
BPD	34 (41,5)	45 (42,8)		0,97 (0,69 – 1,36)

0,1   1   10

zu Gunsten von Alveofact®   zu Gunsten von Curosurf®

Abb. 9 Vergleich der klinischen Outcome-Parameter der retrospektiven klinischen Vergleichsstudie zwischen Alveofact® und Curosurf®. Angabe der absoluten und relativen Haufigkeiten der Erkrankungen und der relativen Risiken (RR) mit 95 %-Konfidenzintervall (95 % CI). Abkürzungen: BPD = bronchopulmonale Dysplasie, IVH = intrazerebrale Blutung, NEC = nekrotisierende Enterocolitis, PDA = offener Ductus arteriosus, PVL = periventrikuläre Leukomalazie [156].

surf®, Survanta®) zur Prophylaxe bzw. Therapie des nANS verglichen, fand keine signifikanten Unterschiede in den primären Outcome-Kriterien Sterblichkeit (typische RR 0,81; 95 % CI 0,64–1,03) und BPD im Alter von 36 postmenstruellen Wochen (typische RR 0,99; 95 % CI 0,84–1,18) wie auch in den sekundären Outcome-Kriterien mit Ausnahme der nekrotischen Enterocolitis, deren Erkrankungsrisiko in der synthetischen Surfactantgruppe geringer war (typische RR 0,60; 95 % CI 0,42–0,86) [149]. Auch bei den Nachuntersuchungen im Alter von 1 Jahr bestanden keine Unterschiede bezüglich Überlebensrate und Morbidität [118, 137]. Zur Studienkritik s. [159].

6 Der perinatale Adaptationsprozess der Lunge

6.1
Die pulmonalen Adaptationsprozesse vor und während der Geburt

Die Funktionsänderungen des distalen Lungen-epithels von der Sekretion zur Absorption im Verlauf der Anpassung an die Luftatmung können nach dem heutigen Wissensstand [12, 80, 244] folgendermaßen zusammengefasst werden:

1. Gegen Ende der Fetalzeit geht die FPF-Produktion signifikant zurück durch eine Inaktivierung der Chloridpumpe und eine gleichzeitige Induktion/Aktivierung der Transportproteine eNaC (insbesondere des Amylorid-sensitiven Natriumkanals) in der apikalen Zellmembran der Pneumozyten Typ II. Dementsprechend nimmt das Volumen der FPF zunächst langsam um etwa ein Drittel ab (s. Abb. 6). Glukokortikoide und T3 forcieren synergistisch die Reifung der Resorptionsfunktion, prinzipiell über eine kontrollierte eNaC-Expression.
2. Mit Wehenbeginn und vermehrter Ausschüttung von Adrenalin wird die Clearance der Lungenflüssigkeit durch maximale Induktion der eNaC via β-Adrenozeptoren in den Typ-II-Pneumozyten verstärkt. Die Na-Ionen werden durch die apikale eNaC aktiv resorbiert und über die Na^+-K^+-ATPase in das Interstitium bzw. Gefäßsystem abtransportiert, so dass unter der Geburt das FPF-Volumen um ein weiteres Drittel zurückgeht. Bei der Abnabelung verbleiben noch ca. 10 ml FPF/kg KG zur postnatalen Resorption aus dem Alveolarlumen [148].
3. Die erhöhte Aktivität der eNaC hält 24–48 Std. postnatal an, wahrscheinlich auch aktiviert und unterhalten durch den alveolären PO_2-Anstieg infolge der Lungenbelüftung.
4. Der entscheidende Impuls für die Umstellung auf Luftatmung wird durch Adrenalin, Sauerstoff, Glukokortikoide und Schilddrüsenhor-

mone ausgelöst und unterhalten [80]. Mechanische und osmotische Faktoren spielen nur eine untergeordnete Rolle bei der pulmonalen Flüssigkeitsclearence [97].

Bleibt die maximale Aktivierung der alveolären Natriumresorption aus (z.B. bei einer Kaiserschnittgeburt ohne vorherige Wehentätigkeit), ist bei Früh- und Reifgeborenen postnatal mit erheblicher Atemnot in Form der transitorischen Tachypnoe (Wet lung, s. Tab. 1 und 5) zu rechnen.

Da die Pneumozyten von Frühgeborenen gegenüber denen von Reifgeborenen signifikant weniger epitheliale Transportkanäle eNaC aufweisen, ist die Resorption der FPF verzögert – dies ist eine der Ursachen für die häufigen Atemstörungen bei Frühgeborenen. Auch bei der transitorischen Tachypnoe reifer Neugeborener (Wet lung, TTN) sowie bei Frühgeborenen mit BPD findet sich eine geringere Zahl von eNaC [Übersichten 80, 244].

Die pränatale Glukokortikoid-Prophylaxe zur Reduktion des nANS-Risikos (s. Abs. 8.2) beruht nicht nur auf der Induktion der Surfactantsynthese und -sekretion in das alveoläre Lumen, sondern auch auf der Induktion von Membranproteinen zur Resorption der fetalen pulmonalen Flüssigkeit.

6.2
Die pulmonalen Adaptationsprozesse nach der Abnabelung

Neben den morphologischen Voraussetzungen (s. Abs. 4.1) sind folgende funktionelle Bedingungen für einen effektiven pulmonalen Gaswechsel notwendig:

1. Das rechte Herzschlagvolumen perfundiert das pulmonale Gefäßbett,
2. dauerhafter Verschluss des Ductus arteriosus,

3. kontinuierliche rhythmische Atembewegungen,
4. Resorption der fetalen Lungenflüssigkeit zum Aufbau einer FRC und
5. Bildung eines dünnen surfactanthaltigen Flüssigkeitsfilms auf der Epitheloberfläche, so dass sich Surfactant an der Luft-Flüssigkeits-Grenzfläche anreichert, um (i) die Oberflächenspannung der terminalen Atemwege und Alveoli/Sacculi sowie (ii) den statischen pulmonalen Retraktionsdruck (recoil pressure) zu reduzieren, um damit die (iii) inspiratorische Lungenexpansion zu erleichtern, (iv) den exspiratorischen Kollaps zu vermeiden und (v) die Atemarbeit zu vermindern.

Ein schematischer Ablauf der Lungenbelüftung und Oxygenierung ist in den Abbildungen 10 und 13 dargestellt. Ein normales reifes Neugeborenes braucht in der Regel ca. 5 min, um ein S_aO_2 von 90 % zu erreichen (präduktal, also am rechten Arm gemessen), postduktale Werte liegen nach 5 min bei 82 – 84 %. Zahlreiche Neugeborene benötigen eine längere Zeit [105]. Neugeborene nach Kaiserschnitt haben einen um ca. 3 % niedrigeren S_aO_2 (Median) und brauchen länger, um einen $S_aO_2 \geq 85$ % zu erreichen. Sie haben nach 5 min einen S_aO_2 von 81 % gegenüber 87 % bei vaginaler Spontangeburt und erreichen erst nach ca. 8 min einen S_aO_2 von 90 % (alles Medianwerte) [158]. Frühgeborene haben tiefere Werte und brauchen ebenfalls länger für einen S_aO_2 von ≥ 85 % (s. Abb. 12) [219].

Nach tierexperimentellen Beobachtungen bildet und stabilisiert sich die FRC überwiegend durch die postnatale Atmungsaktivität, weniger durch exspiratorische Pausen (expiratory braking maneuvers = EBM). Wegen der gleichzeitig ablaufenden Lungenclearance wird weniger Luft ausgeatmet als eingeatmet (s. Abb. 6 und 10). Möglicherweise spielen EBMs eine Rolle bei der Stabilisierung des FRC [186]. Die Lungenbelüftung erfolgt nach Röntgen-Serienaufnahmen wesentlich schneller, als das allein durch die Resorptionsgeschwindigkeit der FPF erklärbar

wäre. Hooper et al. postulierten als wesentlichen Clearance-Mechanismus den transepithelialen hydrostatischen Druck, der bei der Inspiration entsteht [90].

Neu- und Frühgeborene scheinen zum Aufbau und zur Sicherung der FRC ein postnatales Atemmuster mit positivem endexspiratorischen Druck und exspiratorischen Pausen (EBMs) bzw. einem Stopp bei der Ausatmung (breath hold) zu nutzen; der Stopp kommt wohl über eine reflektorische Stimmritzenverengung zustande und macht sich graduell unterschiedlich vom Schrei über das laute bis hin zum unhörbaren Knorksen bemerkbar. 79 % der im Kreißsaal mit CPAP versorgten Frühgeborenen < 32 SSW entwickelten solch einen Ausatemstopp [206], was Lindroth bei älteren VLBW als „subclinical grunting" bezeichnete [122]. Dieses Verhalten schlägt sich in einer normalen unregelmäßigen Atemtätigkeit nieder. Die Beobachtungen der beiden Phänomene – EBM und unregelmäßige Atmung – während der unmittelbaren postnatalen Anpassung führten zu der Hypothese, dass (1) bei atemanpassungsgestörten spontan atmenden Frühgeborenen vor allem CPAP bzw. bei apnoischen Frühgeborenen eine PEEP-Beatmung eine physiologischere pulmonale Belüftung seien und dass (2) eine verlängerte Inspiration beim ersten Atemzug (sustained inflation) den Ausatmungsstopp (breath hold, EBM) simuliert [207]. Obwohl sie rational und durch tierexperimentelle Daten gut begründbar [90] ist und erste klinische Daten vorliegen [204], sind noch zahlreiche Fragen offen, bevor diese Strategie in einer RCT klinisch validiert werden kann [168].

Beim reifen, vaginal geborenen Kind vergrößert sich die FRC in den ersten Stunden und erhöht sich durch die zunehmende Flüssigkeitsclearance in den ersten 24 Stunden weiter auf 25 – 30 ml/kg Körpergewicht, gleichzeitig wächst die pulmonale Compliance C_L auf 30 – 40 ml/kPa (Abb. 10 und 11). Beim Kaiserschnittkind kann dieser Prozess infolge der größeren Menge zu resorbierender pulmonaler Flüssigkeit erheblich länger dauern (s. Abs. 6.1) [80, 244].

Abb. 10 Schematische Darstellung der postnatalen Adaptation der Atmung bei einem reifen Neugeborenen im Vergleich zum Verlauf der prä- und postnatalen Sauerstoffsättigung S_aO_2 des kindlichen Blutes während der ersten 5 min (oben).

Pränatal: Die Alveolen sind flüssigkeitsgefüllt und enthalten Surfactant (⌀). Wegen eines pulmonalen Vasospasmus ist der pulmonale Blutfluss gering und über den offenen Ductus arteriosus besteht ein ausgeprägter Rechts-links-Shunt. Die Sauerstoffsättigung ist mit 40 – 50 % im hypoxischen Bereich (p_aO_2 ca. 30 – 35 mmHg) und das Druck-Volumen-Diagramm (P-V-Diagramm) der Lunge zeigt wegen der Flüssigkeitsatmung keine Hysterese bei den fetalen Atembewegungen.

Mit den ersten Atemzügen füllen sich die Atemwege bis zu den Sacculi/Alveoli in dem Maße mit Luft, in dem die pulmonale Flüssigkeit resorbiert wird (obere Reihe). Dabei steigt der intraalveoläre PO_2, wodurch sich das pulmonale Gefäßbett erweitert und mit steigendem S_aO_2 (bzw. p_aO_2) sich auch der Ductus arteriosus allmählich verschließt (untere Reihe). Bei der Exspiration wird nicht das gesamte inspiratorische Volumen V_i ausgeatmet, weil die Anti-Kollaps-Eigenschaften des Surfactants (Bildung eines Monolayers an der Luft-Flüssigkeit-Grenzfläche) bewirkten, dass ein Teil des V_i als funktionelle Residualkapazität (FRC) in der Lunge verbleibt. Das P-V-Diagramm zeigt die typische Hysteresekurve bei Luftatmung (mittlere Reihe).

Während der folgenden Atemzüge erhöhen sich FRC, pulmonaler Blutfluss und S_aO_2 (bzw. p_aO_2) weiter und es hat sich ein stabiler Surfactantfilm an der Grenzfläche Luft-Flüssigkeit ausgebildet. Die Ausbildungsgeschwindigkeit der FRC und die Oxygenierung unterliegen einer hohen interindividuellen Variabilität. Abb. konstruiert aus Angaben in [176, 178, 186, 219].

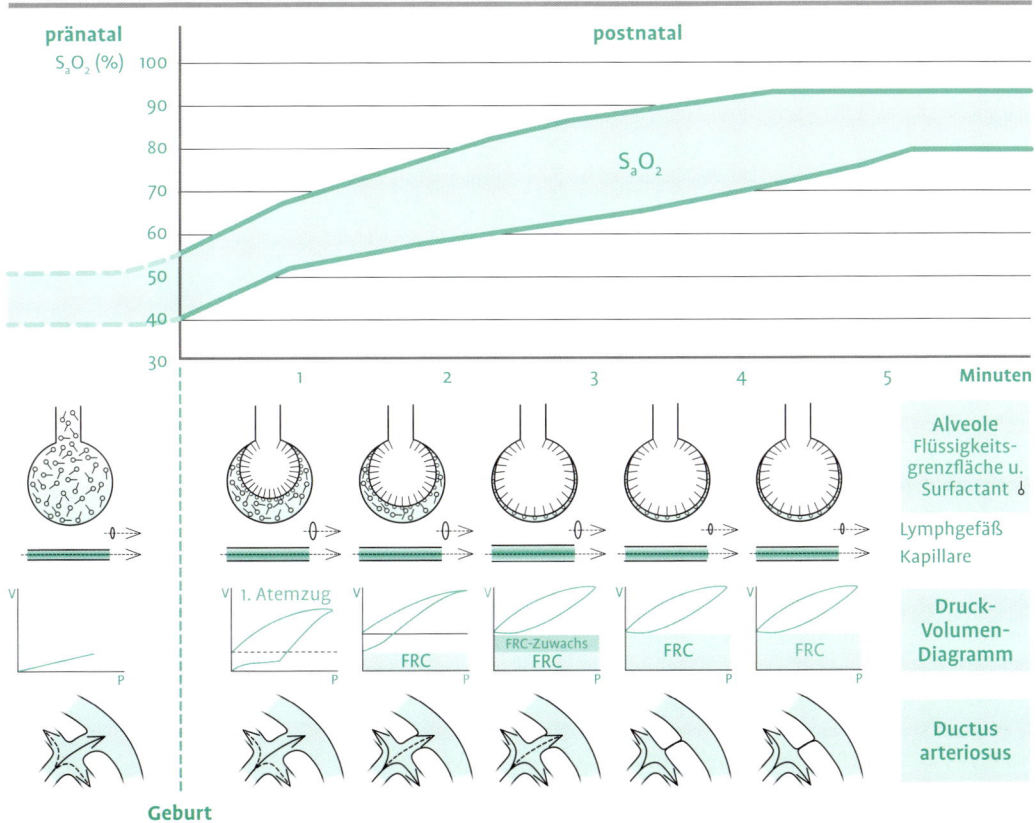

Bezogen auf das postnatale Ausgangsniveau steigen das Atemzugvolumen V_T und die alveoläre Ventilation um ca. 30%, die Atemfrequenz (f) und der alveoläre Totraum (V_{Dalv}) fallen ab. Damit bleibt das Atemminutenvolumen (V'_E) weitgehend konstant, wie es aus den entsprechenden Berechnungen deutlich wird [235]. V_{Danat} ist der anatomische Totraum und V_{Dalv} der alveoläre Totraum, der infolge Minderperfusion bzw. -ventilation der Alveolen entsteht.

$$V'_E = f (V_T - V_D) \text{ mit } V_D = V_{Danat} + V_{Dalv}$$

Beim Neugeborenen sind zwei Drittel des V_{Danat} extrathorakal und ein Drittel intrathorakal [144]. Durch Intubation wird deshalb der V_{Danat} eher vermindert. Bei Anwendung von nasalem CPAP oder einer Sauerstoffbrille wird der extrathorakale anatomische Totraum oft durch ein Leck (Mundöffnung) erheblich reduziert. Ein spontaner Mundverschluss unter CPAP ist relativ selten und wurde bei sehr kleinen Frühgeborenen nicht beobachtet [60].

Parallel zum Anstieg der alveolären Ventilation erhöht sich in den ersten 24 Stunden der Sauerstoffverbrauch um 30–40% [226]. Die weitere Entwicklung und die Lungenfunktionsparameter (s. Tab. 10) hängen nicht nur von den Körpermaßen und vom Reifestadium, sondern von einer Vielzahl prä- und postnataler Einflussgrößen ab (s. Abs. 4.2.1), wobei eine relativ hohe intra- und interindividuelle Variabilität besteht.

Der Übergang vom intra- zum extrauterinen Leben gelingt ca. 90% der Neugeborenen problemlos und ohne Intervention. Dagegen benötigen ca. 10% Hilfe und 1% intensive Reanimationsmaßnahmen.

6.2.1
Die funktionelle Residualkapazität (FRC)

Die FRC ist definiert als die Luftmenge, die am Ende der Exspiration in der Lunge verbleibt und mit den Atemwegen kommuniziert. Sie ist das intrapulmonale Luftvolumen, das als Resultante aus dem Kräftegleichgewicht zwischen den Re-

Tabelle 10 Reifung der Lungenfunktion [235].

	Frühgeborenes	Reifes Neugeborenes	Erwachsener
f (1/min)	60	40	12 – 15
V_T (ml/kg)	4,5 – 5	7	7
V_D (ml/kg)	2,5	3	2
V_D/V_T	0,5 – 0,55	0,4	0,3
FRC (ml/kg)	20 – 25	30	30
V'_E (ml/kg)	300	250	100
V'_A (ml/kg)	120	120	60
C_P (ml/cmWS)	1 – 3	4 – 5	100
C_P/kg	1,3 – 1,5	1,5	1,5
R_P (cmWS*s/l)	50	35	< 2
T	0,05 – 0,15	0,14 – 0,18	0,1

Abkürzungen: C_P = pulmonale Compliance; f = Atemfrequenz; FRC = funktionelle Residualkapazität; R_P = pulmonale Resistance; T = pulmonale Zeitkonstante; V'_A = alveoläre Ventilation; V_D = Totraum; V'_E = Atemminutenvolumen; V_T = Atemzugvolumen; WS = Wassersäule.

traktionskräften der Lunge und der Gerüststabilität des Thorax entsteht. Die FRC besitzt zwei wesentliche Funktionen:

1. Bildung des günstigsten basalen Dehnungszustandes des Thorax-Lungen-Systems (Einstellung der optimalen Atemmittellage unmittelbar oberhalb des alveolären Eröffnungsdruckes) zur Optimierung der Atemmechanik. Eine FRC-Messung erlaubt die

Abb. 11 Links: Entwicklung der pulmonalen Compliance (C_L), pulmonalen Resistance (R) und funktionellen Residualkapazität (FRC) eines reifen, gesunden Neugeborenen (Geburtsgewicht ca. 3 kg) in den ersten 48 Lebensstunden [235].

Rechts: Vergleich von Lungenvolumina beatmeter Frühgeborener ohne und mit Surfactantmangel. Die Frühgeborenen mit einem nANS (Surfactantmangel) haben gegenüber Frühgeborenen mit reifen Lungen eine > 50 % geringere totale Lungenkapazität (TLC) infolge einer reduzierten FRC und einer stark verringerten inspiratorischen Reservekapazität (IRC). Dadurch ergeben sich Gefährdungen durch zu hohe Atemzugvolumina bei Beatmung [150, 227, 235].

Weitere Abkürzungen: KG = Körpergewicht, SF = Surfactant, V_D = Totraumvolumen, V_T = Atemzugvolumen.

Einschätzung des Schweregrades des Atemnotsyndroms und ist ein guter Prädiktor mit hoher Sensitivität und Spezifität für eine erforderliche Surfactanttherapie [48]

2. Herstellung eines Alveolargasvolumens, das die ventilatorisch bedingten Schwankungen der Alveolargaskonzentrationen abpuffert und eine ausreichend große alveoläre Oberfläche für den Gasaustausch sichert.

Entscheidend für das Herausbilden der FRC bei der initialen Lungenbelüftung ist eine schnelle Senkung der Oberflächenspannung an der alveolären Gas-Flüssigkeits-Grenzschicht durch den pulmonalen Surfactant (s. Abb. 10). In Studien wurde während der ersten Atemzüge die Ausbildung einer FRC von 5–6 ml/kg gemessen [229],

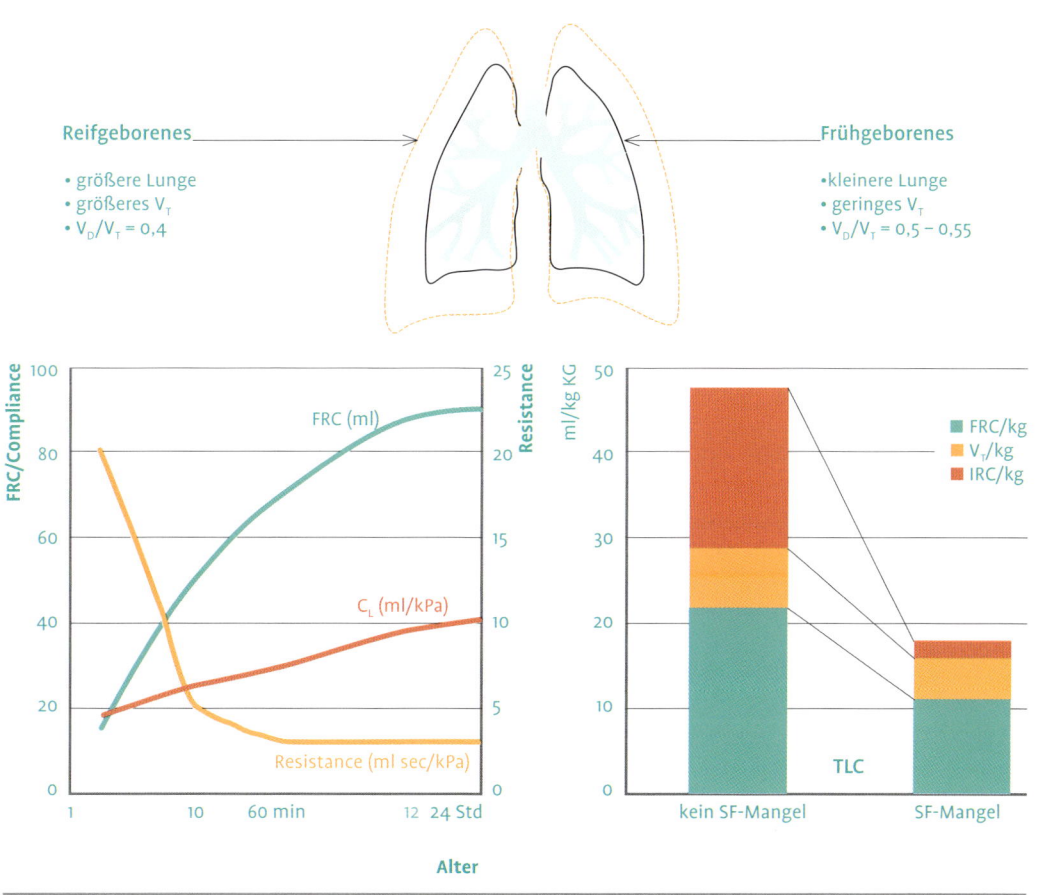

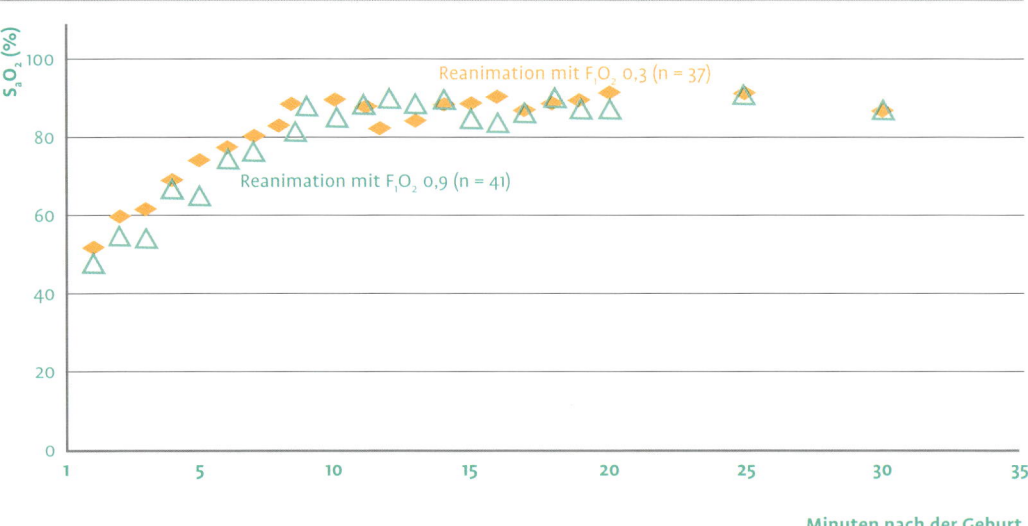

Abb. 12 Gegenüberstellung der S_aO_2-Entwicklung in den ersten 30 Lebensminuten in einer Gruppe von extrem unreifen Frühgeborenen (24 – 28 SSW), die mit einem F_IO_2 von 0,3 reanimiert wurden, vs. einer Gruppe extrem unreifer Frühgeborener, die initial mit einem F_IO_2 von 0,9 reanimiert wurden. Zwischen beiden Gruppen bestand bei den S_aO_2-Werten kein signifikanter Unterschied [219].

auch bei asphyktischen Neugeborenen, aber nur, wenn ein Blähmanöver ausgeführt wurde [22, 42, 216]. Je unreifer das Neugeborene, desto geringer und labiler ist die FRC. Dafür sind außer der morphologischen Unreife die verzögerte Resorption der Lungenflüssigkeit sowie Surfactantmangel oder -Funktionsstörungen verantwortlich.

6.2.2
Die pulmonale Adaptation von Frühgeborenen

Je nach Grad der Unreife des Frühgeborenen befindet sich seine Lunge im kanalikulären bis sakkulären Entwicklungsstadium (Tab. 6) und ist dadurch gegenüber Reifgeborenen in einer Reihe morphologischer, biochemischer und funktioneller Faktoren benachteiligt (Tab. 11). Kritisch für

die Phase der Lungenbelüftung von extrem unreifen Frühgeborenen sind vor allem vier Problemkreise:

1. Eine ineffektive Clearance der Lungenflüssigkeit (s. Abs. 4.2) vermindert die Compliance sowie die Gasaustauschfläche und verlängert die Gasdiffusionsstrecke. Der postnatale S_aO_2-Anstieg ist bei extrem unreifen Frühgeborenen (24–28 SSW) trotz erhöhter F_IO_2 wesentlich langsamer als bei Reifgeborenen (vergl. Abb. 10 mit Abb. 12).

2. Ein unreifer Surfactant-Stoffwechsel (s. Kap. 5) zeigt sich in einem langsameren Surfactant-Stoffwechsel mit verzögerter Sekretion (17 vs. 9 Std.), in einem späteren Peakwert (75 vs. 40 Std.) und einer langsameren Clearance (Halbwertszeit 100 vs. 46 Std.) [20]. Eine homogene Belüftung der Alveoli/Sacculi ohne Volutrauma scheint nach dem gegenwärtigen Wissensstand nicht ohne eine adäquate Surfactantkonzentration in der Lungenflüssigkeit möglich (s. Abb. 13 und Abs. 7.1.1) [138].

3. Ein leistungsschwacher Atemapparat ist charakterisiert durch geringe Muskelkraft und fehlende thorakale Steife (Elastizität = 1/ Compliance) des unreifen Brustkorbes, was zusätzlich das Herausbilden einer homoge-

Tabelle 11 Morphologische und funktionelle Nachteile der Frühgeborenenlunge

[modifiziert nach 235].

Ursachen	Folgen	Therapie
Morphologische Faktoren		
– geringe respiratorische Oberfläche (kanalikuläres u. sakkuläres Entwicklungsstadium)	Hypoxie	erhöhte F_IO_2
– geringe Gesamtfläche der Luft-Blut-Schranke	Hypoxie	
– breites Mesenchym zw. Sacculus und Kapillare, geringe Kapillarisierung der azinären Strukturen	große Diffusionsstrecke	
– geringe Zahl von Lymphgefäßen	reduzierte Flüssigkeitsdrainage	CPAP
– Gegenüber der alveolären Lunge hat die sakkuläre Lunge keine Epithelfalten, die eine Dehnung ohne stretchbedingte Epithelschädigung erlaubt.	leichtes Überdehnen	CPAP/PEEP/Beatmung exogener Surfactant
– spärliches Fasernetz aus Elastika-Fibrillen und weniger Kollagen in Interstitium/Zellmatrix	Instabilität der Gaswechseleinheiten, geringe Widerstandsfähigkeit gegen Stretch	
– weiche Brustwandstrukturen	Atelektasen, geringer Widerstand gegen Überdehnung des Lunge-Thorax-Systems	
– geringe Dimension der Atemwege, sehr dehnbar wegen begrenzter Kollagenstruktur	hohe Resistance, Gefahr der Überdehnung bei Beatmung	CPAP
Biochemische Faktoren		
– geringer alveolärer und intrazellulärer Surfactantpool, langsamer Surfactant-Stoffwechsel (später Peak, langsame Clearance)	Atelektasen, nANS	exogener Surfactant
– Imbalanz pro- und antiinflammatorischer Zytokine	Entzündung, Destruktion, Fibrose	?
– niedrige intrazelluläre antioxidative Kapazität	Entzündung, Destruktion, Fibrose	Vitamin A?
Funktionelle Faktoren		
– verzögerte Resorption der Lungenflüssigkeit, abhängig von Reife des Clearancemechanismus, Geburtsmodus, Geburtsdauer und Surfactantgehalt	nANS, TTN	CPAP, Beatmung
– „Unreife" der Atemregulation, schwache Muskulatur, geringer Inspirationsdruck	Apnoen	
– erhöhter Anteil der Totraumventilation, hohe Totraum/FRC-Ratio	Hypoxie, Hyperkapnie	CPAP, Sauerstoffbrille, optimierte Konnektion
– labiler Verschluss extrakardialer Shuntstrukturen	extrakardialer Shunt, Rezirkulation	Duktusverschluss

nen Belüftung und einer stabilen FRC behindert, denn bei der passiven Exspiration stellt die geringe Thoraxelastizität keine ausreichende Gegenkraft zu den Retraktionskräften der Lunge dar (s. Tab. 11). Zwar atmen die meisten extrem unreifen Frühgeborenen zur Geburt (ca. 70 % schreien, ca. 80 % atmen [145]), aber der Inspirationsdruck ist zu gering (s. Tab. 11).

4. Ein weiterer Problemkreis ist die Luftatmung mit einem gegenüber der intrauterinen Umwelt wesentlich höheren Sauerstoffpartialdruck zu einem Entwicklungszeitpunkt, zu dem die Lunge entwicklungsbiologisch noch nicht darauf eingestellt ist. Das antioxidative Schutzsystem entwickelt sich erst spät in der Fetalzeit (s. Abs. 4.2.4.1) [61, 120]. Frühgeborene reagieren sehr empfindlich auf hohe Sauerstoffkonzentrationen, insbesondere extrem unreife Frühgeborene (ELGANs) [6].

All diese Faktoren erschweren die postnatale pulmonale Adaptation. Je unreifer das Kind und je höher die prä- und/oder intranatale Risikobelastung ist, desto stärker kommen diese Faktoren bei der postnatalen Adaptation zum Tragen.

Infolge der zahlreichen Einflussfaktoren (s. auch Abs. 4.2) besteht eine hohe interindividuelle Variabilität der morphologischen und funktionellen Lungenreifung, so dass bei postnatalen Adaptationsstörungen keine individuell gültigen Richtwerte vorliegen (können) – weder für die Restmenge der intrapulmonalen Flüssigkeit und die intraalveolär/sakkulär verfügbare Surfactantmenge noch für die erreichte Totalkapazität der Lunge (TLC = FRC + V_T + inspiratorisches Reservevolumen). Bei Spontanatmung scheint ein optimales Atemzugvolumen (V_T) zwischen 4 und 5 ml/kg zu liegen [206]. Bei sehr unreifen Frühgeborenen ist die Volumendifferenz zwischen FRC und TLC klein, insbesondere bei Frühgeborenen mit nANS (s. Abb. 11) [227]. Allein aus diesem Grund ist ein Volumenmonitoring unter Beatmung, insbesondere bei der postnatalen Reanimation sehr unreifer Frühgeborener, erforderlich (s. Abs. 8.5.1 und 9.3).

Die häufig auftretende respiratorische Insuffizienz Frühgeborener entsteht also aus einer Kombination verschiedener Faktoren. Außerdem besteht eine Entzündungsneigung der unreifen Lunge, deren Struktur sehr leicht durch Noxen wie Sauerstoff und Beatmung verwundbar ist [101]. Aus diesen Gründen sind alle heute bei VLGANs und besonders bei ELGANs angewandten therapeutischen Maßnahmen zur Unterstützung der Lungenbelüftung und zum Aufrechterhalten der Ventilation potenziell lungenschädigend, was man mit Richtlinien/Protokollen, vor allem aber mit Wissen über die Funktionsreife und Pathogenese der Funktionsstörungen der Lunge begrenzen kann.

6.3
Postnatale Lungenentwicklung

Die approximierte Entwicklung der Lungenfunktionsparameter in den ersten beiden Tagen ist in Abb. 11 dargestellt. Der Anstieg der Compliance korreliert mit der Aktivität der eNaC [90] (Abb. 6). Bei ungestörter Adaptation steigen in den folgenden Tagen die Lungenfunktionsparameter weiter an (Tab. 10). Auch postnatal scheint die mechanische Ausdehnbarkeit ein wichtiger Stimulus der morphologischen, neuromuskulären und biochemischen Lungenentwicklung zu sein, denn sie ist eine entscheidende Regelgröße für die Surfactanthomöostase in der Alveole [123, 231]. Frühgeborene haben im Vergleich zu Reifgeborenen zum gleichen postmenstruellen Alter eine geringere FRC/kg Körpergewicht, eine geringere spezifische Compliance (C_L/FRC), eine gestörte Gasverteilung (Inhomogenität) und einen größeren Totraum wie auch eine höhere Totraumventilation/kg [88, 236]. Alle diese Unterschiede sprechen für eine Dysfunktion der terminalen Gaswechseleinheiten (Azinus), am ehesten erklärbar durch einen alveolären Wachstumsstopp, verursacht durch die zu frühe extrauterine Exposition in einer Umgebung, auf welche die Frühgeborenen weder morphologisch noch biochemisch vorbereitet sind.

7 Pathogenese des neonatalen Atemnotsyndroms

Prinzipiell unterscheidet man zwei Ursachen des Surfactantmangels in der Neugeborenenperiode:
1. primärer intraalveolärer Surfactantmangel bei Lungenbelüftung infolge Lungenunreife oder genetischer Störung (kleine endogene Surfactantpool-Größe, Unreife der Biosynthese, der Surfactantsekretion und/oder des Recyclings),
2. Inaktivierung von primär intraalveolär ausreichend vorhandenem Surfactant nach einer schweren perinatalen Lungenschädigung (Schocklunge) infolge Asphyxie, Infektion, Schock oder toxischer Einflüsse.

In der täglichen Praxis sind insbesondere nach unsachgemäßer perinataler Versorgung (Geburtsleitung, Reanimation, Transport, die zu Hypoxie, Azidose, Hypothermie, Hypotonie usw. führen) Mischformen von primärem und sekundärem Surfactantmangel häufig. Perinatale Infektionen der Lunge bieten zusätzliche Schadfaktoren, die den pathogenetischen Basisprozess überlagern und modifizieren (s. auch Kap. 10).

7.1
Ausbildung des nANS

Die *klassische* Pathogenese des Atemnotsyndroms (RDS) läuft beim Frühgeborenen wahrscheinlich als ein Circulus vitiosus von Einzelprozessen ab, die vor allem tierexperimentell belegt wurden [195, 234].

7.1.1
Gestörte Belüftung

Die Ursachen der gestörten Belüftung sind (nach Kap. 6.2.2 „Die pulmonale Adaptation von Frühgeborenen" zusammengefasst):

1. Unreifebedingter Surfactantmangel (geringer endogener Surfactantpool) in der alveolären Lungenflüssigkeit verzögert bzw. verhindert die Rückresorption von FPF [164],
2. Lungenflüssigkeit ohne Surfactant besitzt eine hohe Oberflächenspannung und blockiert dadurch die terminalen Atemwege, was
3. hohe Inspirationsdrucke zu ihrer Öffnung und zur adäquaten Oxygenierung erfordert.
4. Gleichzeitig bildet sich keine ausreichende intraalveoläre/sakkuläre Luftmenge am Ende der Ausatmung (funktionelle Residualkapazität = FRC; Abb. 13).

Auf dieser Grundlage wird postuliert, dass es bei der postnatalen Versorgung atemanpassungsgestörter Frühgeborener endexspiratorischer Drucke (CPAP, PEEP) [90] und eines Blähmanövers bedarf, um eine FRC aufzubauen [48, 101, 207]. Fehlt PEEP beim initialen Belüftungsprozess einer surfactantarmen Lunge, verbleibt am Ende der Exspiration keine Luft in der Lunge, wahrscheinlich weil entweder die bei der Inspiration in die distalen Atemwege gedrückte Flüssigkeitssäule ohne PEEP wieder in den Atemwegen nach proximal zurückfließt oder weil die instabilen terminalen Atemwege kollabieren [90]. Weitere experimentelle Ergebnisse sprechen dafür, dass bei der Belüftung einer surfactantarmen Lunge Pfropfen (plugs) aus Lungenflüssigkeit in den terminalen Atemwegen/Sacculi (s. Tab. 6) entstehen, die durch die In- und Exspiration in den Atemwegen hin und her geschoben werden. Proximal der Plugs wird das Epithel der Atemwege inspiratorisch gedehnt (stretch), exspiratorisch kollabieren die terminalen Atemwege. Andererseits können diese Plugs wie ein Ventil funktionieren. Bei der Inspiration öffnen sich die terminalen Bronchiolen und Luft gelangt in die Alveolen, beim Ausatmen können die knorpelfreien terminalen Bronchiolen kollabieren und Luft distal „gefangen setzen" (Fangluft, trapped gas) (Abb. 13). Platzen die Plugs, wirkt diese „lokale Explosion" zerstörend auf die zarten Epithelien [93]. Die Plug-Bildung wird durch Surfactant in der pulmonalen Flüssigkeit, der die Oberflächenspannung senkt, verhindert. Unter dessen Wirkung legt sich die pulmonale Flüssigkeit als Film auf die terminalen Atemwege/Sacculi und wird dabei inspiratorisch ins Gewebe gedrückt bzw. resorbiert [90].

Diese pathophysiologische Konstellation führt bei Überdruckbeatmung einer surfactantarmen Lunge bereits innerhalb der ersten Lebensminuten zu Epitheleinrissen in den terminalen Atemwegen [71], durch die Plasma aus dem vaskulären Kompartiment in die Alveolen übertritt. Bluteiweiße inaktivieren den alveolären Surfactant und bewirken im Extremfall die Ausbildung der charakteristischen hyalinen Membranen, welche die Alveolen tapetenartig auskleiden. Die hyalinen Membranen sind intraalveoläre Gerinnsel, die vor allem aus aggregiertem Zelldetritus der nekrotischen Epithelzellen, vermischt mit Surfactantmaterial, bestehen.

7.1.2
Pulmonale Inflammation

In tierexperimentellen Untersuchungen an adulten Tierlungen treten bei großen Atemzugvolumina pulmonale Überdehnungen und epitheliale Scherkräfte auf, die zu Epithelschäden führen und eine Inflammationskaskade auslösen mit der Folge einer schweren Lungenschädigung [49, 50, 87, 170]. Aber ähnliche Lungenschädigungen werden bei einer Beatmung unterhalb einer normalen FRC beobachtet [203]. Die Entzündungsreaktion mit Aktivierung von Granulozyten und Makrophagen, die proinflammatorische Zytokine bilden sowie lokal die Gerinnungskaskade aktivieren, wird mechanisch am bronchoalveolären Deckgewebe durch Überdehnung/Scherkräfte bei rigoroser Beatmung (Baro-/Volutrauma) und/oder durch Hypoventilation ausgelöst. In der alveolären Flüssigkeit finden sich dann Substanzen wie Albumin, Fibrinogen, Proteasen, Phospholipasen, Entzündungszellen mit

freien Radikalen, alles Substanzen, welche die Oberflächenaktivität des endogenen Surfactants weiter senken oder aufheben. Die in den Alveolarraum eintretenden Surfactantinhibitoren sind wahrscheinlich für die ANS-typische, in den ersten 24–48 Std. progressive respiratorische Insuffizienz verantwortlich. Diese Inaktivierung betrifft nicht nur den endogenen, sondern auch den exogen zugeführten Surfactant. Die proinflammatorischen Zytokine hemmen möglicherweise die weitere Lungenentwicklung und fördern die Lungenschädigung.

Die ventilationsbedingten Lungenschädigungen können durch Sauerstoff [175] und eine Infektion (Endotoxine) verstärkt werden [215]. Heute wissen wir, dass die klassische Pathogenese des nANS häufig zusätzlich kompliziert wird durch eine prä- oder intranatal erworbene Infektion, insbesondere durch hämolysierende Streptokokken der Gruppe B [181].

7.1.3
Gestörte Perfusion

Surfactantmangel führt zu Hypoxämie infolge Rechts-links-Shunt (s. Tab. 3) und Hypoventilation. Die hypoventilationsbedingte Hypoxie/Azidose verursacht eine pulmonale Vasokonstriktion mit verminderter pulmonaler Durchblutung (Persistenz der fetalen Zirkulation) und konsekutiver Ausbildung eines Rechts-Links-Shunts – abschätzbar durch den alveolo-arteriellen Druckgradienten $AaDO_2$ oder durch den Oxygenierungsindex p_aO_2/F_IO_2. Diese Parameter sind für die kontinuierliche klinische Beurteilung des Schweregrades, für Therapieentscheidungen und für die Prognose gut geeignet (s. Tab. 3). Der beschriebene Rechts-Links-Shunt tritt intrapulmonal ein, kann aber auch extrapulmonal verursacht sein. Er ist somit ein ungeeigneter Parameter, um eine ventilatorische Inhomogenität zu beschreiben.

Hypoventilation kann durch Atelektase, erhöhten Totraum (V_D) oder eine ansteigende Totraum/V_T-Ratio (V_D/V_T) verursacht werden. Ventilatorische Toträume können mit Hilfe der Kapnometrie ge-

Abb. 13 Gegenüberstellung des schematisierten postnatalen Belüftungsprozesses einer Alveole eines reifen Neugeborenen mit adäquater Surfactantkonzentration in der fetalen pulmonalen Flüssigkeit (FPF) (oben) und eines Sacculus eines sehr unreifen Frühgeborenen ohne Surfactant in der FPF (unten). Lungenflüssigkeit ohne Surfactant (unten) besitzt eine hohe Oberflächenspannung und blockiert dadurch die terminalen Atemwege, was viel höhere Inspirationsdrucke zu ihrer Belüftung erfordert als bei Anwesenheit von Surfactant (vergleiche die Druck-Volumen-Diagramme = PV-Diagramme). Weiterhin können Pfropfen (plugs) aus Lungenflüssigkeit in den terminalen Atemwegen/Sacculi entstehen, die durch die In- und Exspiration in den Atemwegen hin und her geschoben werden. Proximal der Plugs wird das Epithel der Atemwege inspiratorisch gedehnt (stretch), exspiratorisch kollabieren die terminalen Atemwege. Beim initialen Belüftungsprozess einer surfactantarmen Lunge verbleibt am Ende der Exspiration keine Luft (keine FRC) in der Lunge, wahrscheinlich weil die in die Sacculi gedrückte Flüssigkeitssäule wieder in den Atemwegen nach proximal zurückfließt oder weil die instabilen terminalen Atemwege kollabieren. Die Plugs können wie ein Ventil funktionieren. Bei der Inspiration öffnen sich die terminalen Bronchiolen und Luft gelangt in die Sacculi, beim Ausatmen können die knorpelfreien terminalen Bronchiolen kollabieren und Luft distal „gefangen setzen" (Fangluft, trapped gas). Diese Prozesse führen zunächst zu einem Mikro-Baro-/Volutrauma der Lunge mit intraalveolärem Austritt proteinhaltiger Flüssigkeit sowie Auslösen der Inflammationskaskade und können mit einem Makrotrauma (Luftlecksyndrome) enden. Wegen des Surfactantmangels treten nach dem La-Placeschen Gesetz Inhomogenitäten auf: Tritt in einem Sacculus eine Vergrößerung (= Überblähung) ein, steigt der Druck im kleineren Sacculus und es kommt zur Volumenverschiebung in Richtung des größeren, da der Oberflächendruck im geblähten Sacculus wegen des größeren Radius geringer ist. Abbildung konstruiert aus Angaben in [71, 90, 178, 186].

Abkürzungen: FRC = funktionelle Residualkapazität; P = Druck; V = Volumen.

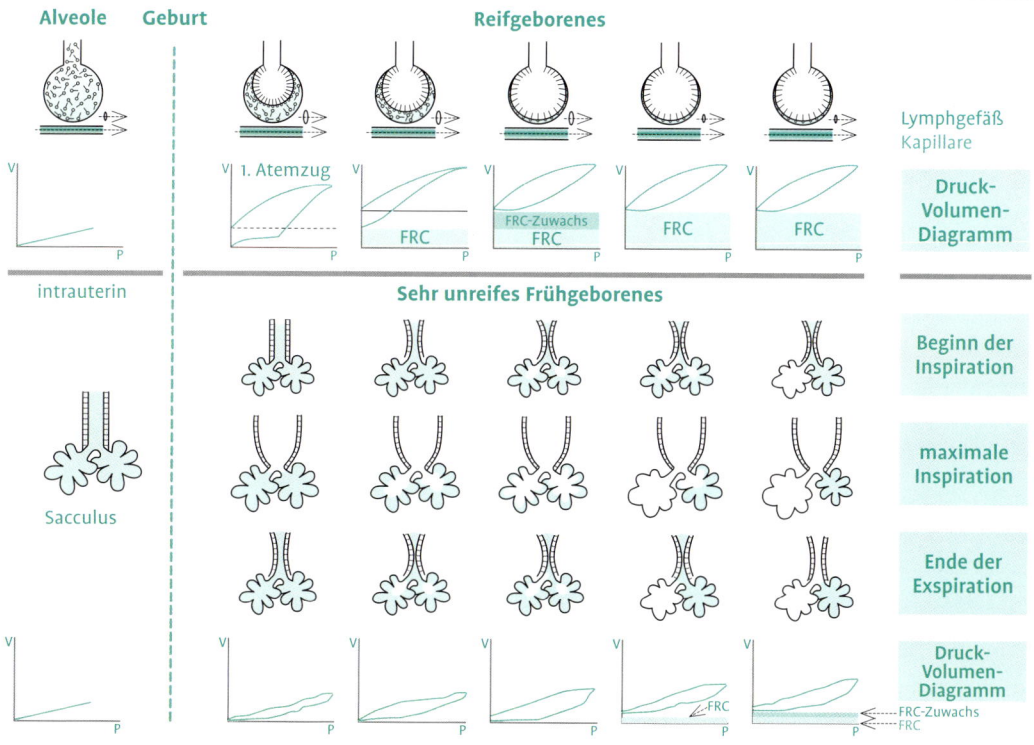

messen werden. Die V_D/V_T-Ratio korreliert sehr gut mit der arteriell-endtidalen pCO_2-Differenz ($AaDCO_2$). Exogener Surfactant verbessert diese Gaswechselparameter beim nANS [241].

7.1.4
Gestörter Surfactant-Kreislauf

Die Folge der aufgeführten Prozesse beeinträchtigt nicht nur die zelluläre Surfactantbiosynthese, sondern auch das Recycling von alveolären Surfactantbestandteilen und die Bereitstellung von Surfactantmetaboliten aus dem Blut. Der inaktivierte Surfactant (morphologisches Korrelat sind die pulmonalen hyalinen Membranen) steht für das Surfactantrecycling nicht zur Verfügung, so dass eine wesentliche Quelle der endogenen Surfactantnachbildung ausfällt (Abb. 7), auf die gerade der Surfactantmetabolismus bei Frühgeborenen angewiesen ist [20].

Beim neonatalen ANS zeigen die Phospholipide und die SP-A-Konzentration des Trachealsekrets einen charakteristischen Verlauf: kontinuierlicher Anstieg innerhalb der ersten 72–96 Std., keine weiteren Änderungen nach dem 4. Tag und in der Heilungsphase kein Unterschied zu den Werten lungengesunder Neugeborener [234]. Das

ANS wird erst überwunden, wenn ausreichend aktiver Surfactant nachgebildet werden kann und der Zustrom von Inhibitoren in den Alveolarraum gestoppt ist.

Das nANS des **Reifgeborenen**, dessen Lunge physiologisch mit ausreichend endogenem Surfactant ausgestattet ist, tritt im Rahmen eines Postasphyxie-Syndroms oder infolge einer pulmonalen Infektion auf (sogenanntes adultes oder sekundäres RDS = ARDS). Beide ätiologischen Prozesse verursachen die Bildung einer intraalveolären proteinreichen Flüssigkeit, die den Surfactant inaktiviert und somit allein den Circulus vitiosus der ANS-Entstehung bewirkt. Wahrscheinlich werden zusätzlich die Biosynthese, Sekretion und das Recycling des Surfactants in den Pneumozyten durch die perinatale Hypoxie bzw. durch Toxine der bakteriellen Erreger gestört.

Genetisch oder entwicklungsbiologisch bedingte Surfactant-Funktionsstörungen kommen selten vor und betreffen vor allem das SP-B (s. Tab. 8). Zusätzlich zu den genetischen SP-B-assoziierten nANS-Erkrankungen verursachen Mutationen des ATP bindenden Cassette-Transporterproteins ABCA3 (s. Abs. 5.3) ein nANS sowie schwere chronische Lungenerkrankungen [31, 177].

8 Prophylaxe des neonatalen Atemnotsyndroms bei Frühgeborenen

Das nANS betrifft überwiegend VLBW bzw. VLGANs (Kap. 3). Da alle heute bei VLGANs und besonders bei ELGANs angewandten therapeutischen Maßnahmen zur Unterstützung der Lungenbelüftung und zur Aufrechterhaltung der Ventilation potenziell lungenschädigend sind [195], hat die Prophylaxe des nANS eine hervorragende Bedeutung. Sie besteht in einem Bündel von Maßnahmen, deren erfolgreiche Anwendung eine straffe, risikoadjustierte, interdisziplinär organisierte prä- und perinatale Versorgung erfordert.

8.1 Risikoadjustierte Organisation der prä- und perinatalen Versorgung

Die Organisation beginnt mit der Frühgeburtsprophylaxe durch frühzeitige und regelmäßige Schwangerenberatung mit Erfassung von Frühgeburtsbestrebungen vor der 35. SSW. Sie bedingt das Wissen über den rechten Zeitpunkt und die Bereitschaft des betreuenden Arztes, diese Risikoschwangere rechtzeitig einem regionalen Perinatalzentrum zuzuweisen (Regionalisierung), in dem die organisatorischen und räumlichen Voraussetzungen einer engen interdisziplinären Zusammenarbeit gegeben sind, die modernen diagnostischen und therapeutischen Bedingungen bestehen und eine umfassende Erfahrungsdichte zur Behandlung der Frühgeborenen vorhanden ist. Stetig aktualisierte Empfehlungen für die Organisation der perinatologischen Versorgung in Deutschland geben hier eine unbedingt zu befolgende Richtschnur [8 – AWMF-Leitlinien für Perinatale Medizin].

Im Perinatalzentrum werden geeignete Maßnahmen zur Unterdrückung der Frühgeburtsbestrebungen, zur fetalen Lungenreife-Induktion sowie zur Infektionsdiagnostik und -therapie eingeleitet. Wesentlich sind die rechtzeitige Entscheidung zur Geburtseinleitung und die Festlegung des Geburtmodus. Oberstes Prinzip für die Terminierung und Geburtsleitung ist dabei, ein „gesundes" Frühgeborenes zur Welt zu bringen, d.h. ein Frühgeborenes, das prä- und intranatal nicht infiziert und/oder hypoxisch geschädigt wurde.

Praktische Konsequenz

Beachte die aktuelle Leitlinie zur Organisation der perinatologischen Versorgung [8].

8.2 Induktion der Lungenreife

Von den zahlreichen Medikamenten (Glukokortikoide, Ambroxol, Thyroxin, TSH, Östrogene), welche die Lungenreifung beschleunigen und die nANS-Inzidenz vermindern, hat sich nur die antenatale Glukokortikoidgabe in den letzten 30 Jahren durchgesetzt. Wiederholte Metaanalysen von RCT (pränatale Glukokortikoidgabe – meist Betamethason – an die Mutter vs. unbehandelte Kontrollen) belegten signifikante Verminderungen

1. der Inzidenz des nANS (typische RR 0,66; 95 % CI 0,59–0,73),
2. der Häufigkeit zerebrovaskulärer Blutungen (IVH) aller Grade (typische RR 0,54; 95 % CI 0,43–0,69),
3. der allgemeinen Infektionsmorbidität in den ersten 48 Std. (typische RR 0,56; 95 % CI 0,38–0,85),
4. der Häufigkeit der nekrotisierenden Enterocolitis (NEC; typische RR 0,46; 95 % CI 0,29–0,74),
5. der Einweisungshäufigkeit auf eine Intensivtherapiestation (typische RR 0,80; 95 % CI 0,65–0,99) und

6. der Frühsterblichkeit (typische RR 0,69; 95 % CI 0,58 – 0,81).

Die antenatale Glukokortikoidgabe ist nicht verbunden mit einer erhöhten mütterlichen Sterblichkeit oder einem erhöhten Risiko für eine Chorioamnionitis bzw. puerperale Sepsis. Sie ist wirksam sowohl bei Müttern mit vorzeitigem Blasensprung als auch bei Müttern mit gestationsbedingter Hypertonie [163].

Neugeborene nach pränataler Glukokortikoid-Induktion zeigen nicht nur einen leichteren Verlauf des nANS (geringerer Schweregrad, kürzere Beatmungsdauer), sondern auch eine bessere klinische Wirkung auf exogenen Surfactant und sie benötigten signifikant weniger Surfactant. Bezüglich der Induktion der eNaC-Aktivität zur beschleunigten Clearance der Lungenflüssigkeit durch Glukokortikoide, s. Kap. 6. Diesen möglichen klinischen Effekt unterstreicht die Vergleichsstudie bei reifen Neugeborenen nach elektivem Kaiserschnitt mit und ohne pränatale Betamethason-Gabe: Die Kinder der Betamethason-Gruppe hatten eine geringere Inzidenz an postnatalen Atemstörungen [188].

Da Glukokortikoide die Expression auch zahlreicher extrapulmonaler Gene bedingen [70], bleiben begründete Befürchtungen von unerwünschten Wirkungen [139] insbesondere auf die Entwicklung des Hirns bzw. zentralnervöser Funktionen und einer fehlerhaften „fetalen Programmierung" [28, 79, 126, 182, 183, 185, 218]. Nachuntersuchungen von Kindern der Behandlungs- vs. Kontrollgruppen im Alter von 7 – 30 Jahren erbrachten aber keine relevanten Unterschiede *nach* **einmaliger** *pränataler Glukokortikoidgabe* hinsichtlich der Entwicklung von kardiovaskulären Risikofaktoren, Wachstumsdifferenzen, Lungenfunktion bzw. Asthmahäufigkeit [41, 163], Pubertätsentwicklung, psychosexueller Entwicklung, kognitiver Funktion und familiärer Bindung [67].

Auf der Basis dieser Ergebnisse wurde in nationalen und internationalen Leitlinien (DGGG 2009, DGPM 2009, GNPI 2003, ACOG 2003, NIH 2000, RCOG 2004) [4, 201] die klare Empfehlung formuliert, dass eine *einmalige* Behandlung mit Glukokortikoiden (in der Regel 2 x 12 mg Betamethason im Abstand von 24 Std.) in allen Fällen drohender Frühgeburten zwischen der 24. und 34. SSW erfolgen soll, einschließlich bei Schwangeren mit drohender Frühgeburt und vorzeitigem Blasensprung, präpartalen Blutungen und in klinischen Situationen, die eine elektive Sectio erfordern (**Evidenzklasse [EK] Ia**).

Bei drohender Frühgeburt zwischen der 24. und 34. SSW infolge vorzeitiger Wehentätigkeit ist nach Ausschluss der Kontraindikationen eine medikamentöse Wehenhemmung (Kurzzeit-Tokolyse) angezeigt, um einen Betamethason-Behandlungszyklus und den intrauterinen Transport in ein Perinatalzentrum einzuleiten (**EK Ia**). Der Haupteffekt der Tokolyse besteht in einer Verlängerung der Schwangerschaft um zwei bis sieben Tage gegenüber Plazebo, ein verbessertes kindliches Outcome lässt sich nach Langzeit-Tokolyse bei Frühgeburtsbestrebungen nicht nachweisen [10, 201].

Seit 2005 stieg in Deutschland die Gesamtrate der antenatalen Glukokortikoid-Prophylaxe bei Schwangeren mit weniger als 34 SSW, die mindestens zwei Tage vor der Geburt stationär behandelt wurden, von 70,9 % (2005) auf 92,9 % im Jahr 2008. Das festgelegte Ziel sind mindestens 95 % [23].

Wiederholte Glukokortikoid-Applikationen: Zwei Wochen nach pränataler Glukokortikoid-Erstapplikation ist keine protektive Wirkung mehr nachweisbar [162], so dass oft repetitive Applikationen vorgenommen werden. Diese führen auch zu einer reduzierten respiratorischen Morbidität (typische RR 0,82; 95 % CI 0,72 – 0,93) bei reduziertem Schweregrad (typische RR 0,60; 95 % CI 0,48 – 0,75) [35, 36], können aber – wie Ergebnisse der Metaanalyse, von Nachuntersuchungen und Tierexperimenten belegen – nachteilig für das Wachstum des Gehirns und anderer Organe sein. Diese Datenlage veranlasst zahlreiche Autoren, vor wiederholten Glukokortikoid-Behandlungszyklen zu warnen bzw. ein sorgfältiges Abwägen zu empfehlen [142, 185, 201]. In der DGGG/DGPM-Leitlinie „Antenatale Kortikosteroide zur Lungenreifung" [4] heißt es dazu: *„Die Datenlage aus prospektiven randomisierten Studien bezüglich wiederholter Kortikosteroidgabe – z. B. alle 10 Tage bei weiterhin bestehender Frühgeburtsgefahr – spricht noch nicht für ein derartiges routinemäßiges Vorgehen."*

Kostenschätzungen der unterschiedlichen Behandlungen des nANS ergaben die günstigste Effektivität bei Kombination von pränataler Glukokortikoid-Prophylaxe und postnataler prophylaktischer Surfactantgabe, weil damit die höchste Überlebensrate und die geringste Anzahl von Intensivtherapie-Behandlungstagen erreicht wurden.

Praktische Konsequenz

Beachte die aktuellen Leitlinien [4, 10, 201]. In allen Fällen einer drohenden Frühgeburt zwischen der 24. und 34. SSW: (1) einmalige Behandlung mit Glukokortikoid (in der Regel 2 x 12 mg Betamethason im Abstand von 24 Std.) **(EK Ia)**, (2) falls erforderlich unter Kurzzeit-Tokolyse **(EK Ia)**, und (3) Transport ins Perinatalzentrum, (4) keine routinemäßige wiederholte Kortikoidgabe.

8.3
Prävention prä- und intranataler Infektionen

Da die materno-fetale Einheit bereits frühzeitig auf Erregerkontakt mit einer signifikanten Expression von aktivierenden Mediatoren des Immunsystems reagiert, werden in der Amnionflüssigkeit von Müttern mit Chorioamnionitis stark erhöhte Zytokine und Defensine nachgewiesen, denn auch das Aktivierungspotenzial von feto-neonatalen Monozyten/Makrophagen ist frühzeitig ausgereift. Der häufigste Erreger bakterieller Infektionen *Streptococcus agalactiae* (GBS), aber auch Lipopolysaccharide (LPS) bewirken eine starke Expression der Zytokine. Chorioamnionitis führt zur Frühgeburtlichkeit, aber auch zur überschießenden Inflammationsreaktion in

den verschiedenen Organsystemen mit fatalen Folgen insbesondere im Gehirn und in der Lunge [14]. Um diese Gefährdungen zu reduzieren, wird ein einheitliches systemisches Vorgehen beim vorzeitigen Blasensprung in unterschiedlichen Abschnitten des Gestationsalters empfohlen **(EK IV)** (Algorithmus s. [9 – AWMF-Leitlinie der DGGG Nr. 015/029]). Die „European consensus guidelines on the management of neonatal RDS" empfehlen, bei Frühgeburtsbestrebungen und vorzeitigem Blasensprung alle 6 Std. 500 mg Erythromycin zu applizieren **(EK Ia)** [201].

Auf umfangreichen internationalen klinischen Studien basiert die unter zahlreichen Fachgesellschaften abgestimmte Empfehlung zur Prävention intrauteriner Infektionen durch *Streptococcus agalactiae* (beta-hämolysierende Streptokokken der Gruppe B, kurz: B-Streptokokken, GBS): Der entsprechende Algorithmus findet sich in den AWMF-Leitlinien der GNPI, DGGG, DGPI, DGPM Nr. 024/020 **(EK IV)** [11]. Unter den Frühgeborenen mit nANS, die nicht auf Surfactantapplikation ansprechen (sogenannte Non-Responder, s. Kap. 9), sind meist Kinder mit angeborener Infektion [184].

Praktische Konsequenz

Beachte die aktuellen Leitlinien [9, 10, 11, 201]. Unabhängig vom Gestationsalter ist bei drohender fetaler Infektion eine rasche Geburtsbeendigung wegen schlechter Prognose des Frühgeborenen anzustreben. Die Prognose verschlechtert sich mit fallendem Gestationsalter. Bestehen bei einem Neugeborenen klinische Hinweise auf eine Infektion, ist unmittelbar nach der Geburt eine Infektionsdiagnostik (Blutkultur, Gehörgangsabstrich) und danach sofort eine kalkulierte intravenöse Antibiose durchzuführen (Ausnahmen s. GBS-Leitlinie).

8.4
Sectio ohne vorherige Wehentätigkeit

Eine höhere respiratorische Morbidität wird häufiger – auch bei reifen Neugeborenen – dann beobachtet, wenn das Kind vor Einsetzen der Wehen per Kaiserschnitt geboren wurde, da die pränatalen Adaptationsprozesse der Lunge nicht induziert wurden (s. Abs. 6.1 und Abb. 6). Zur Erfassung von Vor- und Nachteilen eines elektiven Kaiserschnitts bei Frühgeborenen wurden systematische Studien begonnen, aber wegen unzureichender Rekrutierung vorzeitig abgebrochen. Die Schlussfolgerung der Metaanalyse: Der elektive Kaiserschnitt ist assoziiert mit wesentlichen Vorteilen für einige Frühgeborene, das Ausmaß des Vorteils ist aber unklar [68]. Wenn nur die pulmonale Adaptation berücksichtigt werden könnte, wäre auch bei Frühgeborenen primär die vaginale Entbindung anzustreben, da Frühgeborene besonders der intranatalen Vorbereitungsprozesse für die Lungenbelüftung bedürfen.

Praktische Konsequenz

Bei jedem Kaiserschnitt ist das neonatologische Team rechtzeitig zu informieren, damit ausreichend Zeit zu Anamnese, Elterngespräch, Zusammenstellung des Versorgungsteams sowie zur apparativ-technischen (u.a. Anwärmen des Reanimationsraumes!), diagnostischen und therapeutischen (u.a. Surfactantpräparation) Vorbereitung besteht.

8.5
Sorgfältige postnatale Atemunterstützung zur Vermeidung einer Lungenschädigung (Baro-/Volutrauma)

Die internationale Konsensusleitlinie (ILCOR-Leitlinie) 2005 [94] für die postnatale Reanimation Neugeborener wurde und wird von regionalen Expertengruppen an die Bedingungen der jeweiligen Region und insbesondere auch für sehr und extrem unreife Frühgeborene adaptiert bzw. aktualisiert [für Europa 201, für Deutschland 76], denn gerade auf diese Risikogruppen konzentriert sich die ILCOR-Leitlinie nicht. Die gängigen Maßnahmen zur Unterstützung der Lungenbelüftung und zur Aufrechterhaltung der Ventilation sind infolge der komplexen Unreife der sehr und extrem unreifen Frühgeborenen potenziell

lungenschädigend [87, 238]. Hinzu kommen weitere Gefährdungen:
1. die Applikation hoher Sauerstoffkonzentrationen in einer meist trockenen und kalten Einatmungsluft [150],
2. eine relativ traumatische Prozedur der intratrachealen Bolusapplikation von Surfactant (s. unten) und
3. ein sehr hohes Hypothermierisiko, dem wirksam mit einer Raumtemperatur von 28 – 30°C sowie dem Einsatz von Wärmestrahlern, Plastiksäckchen oder Folien begegnet werden muss. Nur 63 % der Perinatalzentren deutschsprachiger Länder nutzen Polyethylenfolien (s. Tab. 12).

8.5.1
Homogene Belüftung und FRC-Bildung im Kreißsaal

Nach den Darstellungen in Abs. 7.2.2 und 8.1.1 bestehen folgende potenzielle Gefahren bei der postnatalen Versorgung atemanpassungsgestörter Frühgeborener [195], weil vor allem eine inadäquate Surfactantkonzentration in der Lungenflüssigkeit die Rückresorption der FPF verzögert und die distalen Atemwege blockieren kann [90, 138]. Zur Überwindung dieser Blockade werden bei der Reanimation apnoischer Frühgeborener hohe Atemzugvolumina (V_T) appliziert, wodurch Überblähungen entstehen, die nach tierexperimentellen Untersuchungen eine Hauptursache für eine Lungenschädigung [49, 98] sowie eine postnatale Surfactant-Inaktivierung [19] sind. Die pulmonalen Schädigungen sind schon nach kurzer initialer Intubationsbeatmung nachweisbar [19, 98, 106, 134], was durch V_T-kontrollierte Beatmung vermindert werden kann [83].

Zur Prävention wurden in den 1990er Jahren verschiedene Strategien für die Kreißsaalversorgung Frühgeborener entwickelt. Sie zielten vor allem darauf ab, ein Volutrauma durch frühzeitigen Einsatz von CPAP zu vermeiden [45, 89, 106, 121, 125, 134, 199] und die postnatale inspiratorische Sauerstoffmenge zu optimieren (s. unten) [175].

Studien der letzten Jahre gaben Anhaltspunkte für weitere Optimierungen. Die Rückresorption

Tabelle 12 Reanimationspraxis und apparative Ausstattung von Perinatalzentren deutschsprachiger Länder (Angaben in %) [167a].

	Deutsch-land (n = 154)	Österreich (n = 12)	Schweiz (n = 26)	Alle (n = 194)	Unterschied zw. den Ländern p-Wert
Kreislauf und Temperaturkontrolle					
Spätabnabelung	43,2	54,6	45,8	44,3	n.s.
Polyethylenfolie	62,3	81,8	61,5	63,4	n.s.
Kopfhaube	83,8	72,7	73,1	81,7	n.s.
Beatmungsdruck- und Volumenkontrolle					
FI-Beutel	1,7	20,0	23,1	6,4	**0,0001**
SE-Beutel	98,3	80,0	76,9	93,6	**0,0001**
mit PEEP-Ventil	71,7	50,1	76,9	71,3	n.s.
mit Druckmanometer	27,3	11,1	8,0	23,5	n.s.
Neopuff®	41,7	81,8	20,0	41,1	**0,002**
Respirator	48,2	18,2	16,0	41,7	**0,003**
Andere Druckkontrolle	3,6	0	8,0	4,0	n.s.
Respirator mit V_T-Kontrolle	39,7	45,5	20,0	37,4	n.s.
Keine Druck-/V_T-Kontrolle	0,9	0	8,3	2,2	n.s.
O_2-Therapie und Monitoring					
Pulsoximeter	99,4	90,9	100,0	99,0	n.s.
O_2-Blender	97,4	100,0	96,0	97,4	n.s.
Atemgas-CO_2-Messung	8,6	33,3	11,5	10,5	**0,026**
Gaskonditionierung	41,2	25,0	54,2	41,8	n.s.
Beginn mit F_iO_2 0,21	31,3	8,3	32,0	30,0	
F_iO_2 0,22 – 0,5	56,0	83,3	56,0	57,8	n.s.
F_iO_2 0,51 – 1,0	12,7	8,3	12,0	12,2	
Ziel-S_aO_2 < 85 %	14,9	12,5	33,3	17,2	
85 – 90 %	74,3	62,5	54,2	71,1	n.s.
> 90 %	10,8	25,0	12,5	11,7	
Abregulierend nach Start mit hohem F_iO_2	20,0	25,0	20,0	20,3	n.s.
Hochregulierend nach Start mit niedrigem F_iO_2	80,0	75,0	80,0	79,7	n.s.
Nicht invasive Atemunterstützung					
TI > 5 sec	29,1	27,3	12,0	26,7	n.s.
Start mit CPAP < 3 cm H_2O	6,0	9,1	4,8	6,0	
4 – 5 cm H_2O	76,8	54,6	90,5	77,1	n.s.
> 5 cm H_2O	17,2	3,4	4,8	16,9	
Invasive Atemunterstützung					
INSURE ja	30,6	40,0	21,1	30,1	n.s.
Surfactantdosis 100 mg/kg	89,2	37,5	78,6	85,9	**0,0001**
150 – 200 mg/kg	10,8	62,5	21,4	14,1	

Abkürzungen: cm H_2O = cm Wassersäule (Druckeinheit); CPAP = continuous positive airway pressure; FI-Beutel = durch Gasflow passiv sich entfaltender Beatmungsbeutel; F_iO_2 = Fraktion des Sauerstoffs in der Einatmungsluft; INSURE = INtubation-SURfactantapplikation-Extubation; PEEP = positive end expiratory pressure; S_aO_2 = periphere Sauerstoffsättigung des Blutes; SE-Beutel = selbst entfaltender Beatmungsbeutel; TI = Inspirationszeit.

der FPF kann durch eine lang dauernde initiale druckbegrenzte Inspirationsphase als erster Atemzug (sustained inflation) und durch Anwendung eines positiven endexspiratorischen Druckes (CPAP, PEEP) zur FRC-Ausbildung [90] verbessert werden. In einer RCT wurde eine Gruppe sehr unreifer Frühgeborener < 33 SSW mit initialer Atemunterstützung in Form einer 10 Sekunden dauernden Inspirationsphase und nachfolgendem CPAP mit einer Gruppe verglichen, die Maskenventilation mit Beatmungsbeutel erhielt. Intubationsrate, Beatmungstage und BPD-Häufigkeit waren in der ersten Gruppe signifikant geringer **(EK III)** [204], jedoch sind die Parameter für diese neue Form der Unterstützung der pulmonalen Adaptation Frühgeborener noch nicht genügend abgesichert [168, 208]. Bei Beatmung sollte das Atemzugvolumen zwischen 4 und 5 ml/kg liegen, um ein pulmonales Volutrauma zu vermeiden.

8.5.1.1 CPAP als nANS-Präventionsstrategie
Die ILCOR-Empfehlungen [94] äußerten sich 2005 wegen unzureichender Datenlage zurückhaltend gegenüber dem frühzeitigen routinemäßigen CPAP-Einsatz im Kreißsaal zur Lungenbelüftung und FRC-Bildung. Dagegen sprechen sich jüngere Leitlinien aufgrund der neuen Publikationen (s. Abs. 6.2) [3, 40, 45, 78, 135, 140, 204, 206] eindeutig dafür aus **(EK III)**. Erstens atmen die extrem kleinen Frühgeborenen postnatal bis zu 80 % spontan [45, 145], zweitens war im Vergleich mit historischen Kontrollen der Gebrauch von CPAP mit einer verringerten Intubationsrate und einer kürzeren Beatmungsdauer assoziiert [76, 180]. Auch die European Consensus Guideline empfiehlt: *„Beginne die Wiederbelebung mit CPAP-Maskenatmung oder CPAP-Nasenprongs bei einem Druck von 5–6 cm H_2O zur Stabilisierung der Atemwege und zum Aufbau der FRC"* **(EK IV)** [201]. Zur aktuellen Praxis in den Perinatalzentren deutschsprachiger Länder siehe Tab. 12.

Da selbst entfaltende Beatmungsbeutel keinen zuverlässigen PEEP von 5 cm H_2O generieren konnten, sind T-Stück-Systeme oder Respiratoren zur postnatalen Applikation von CPAP vorzuziehen. Werden selbst entfaltende Beatmungsbeutel

mit PEEP-Ventil benutzt, sollte das verwendete Equipment regelmäßig mittels Druckmanometer geprüft bzw. mit Druckmanometer zum Druckmonitoring bei der Reanimation eingesetzt werden **(EK IV)** [58, 109]. Den aktuellen Stand der Reanimationspraxis und -ausstattung der Perinatalzentren deutschsprachiger Länder zeigt Tab. 12. Zum Thema CPAP nach Surfactantgabe siehe unten.

8.5.1.2 CPAP-Methoden
Zahlreiche CPAP-Applikationsmethoden sind vergleichend hinsichtlich Praktikabilität, Effektivität und Nebenwirkungen validiert [1, 25, 34, 46, 72, 106, 153, 166, 249]:
1. der mononasale Endotrachealtubus, der im Nasopharynx sicher positioniert und fixiert wird,
2. bilaterale nasopharyngeale Tuben,
3. binasale Kurztuben („Prongs"),
4. spezielle Nasen- oder
5. Gesichtsmasken,
6. Kopfboxen und
7. Unterdruckkammern.

In der Kreißsaalpraxis haben sich 1., 3. und 5. durchgesetzt. Zahlreich sind auch die apparativen Möglichkeiten zur Generierung des CPAP-Druckes:
1. Respiratoren mit CPAP-Modus,
3. T-Stück-Systeme wie Neopuff®,
3. selbst entfaltende Beatmungsbeutel mit PEEP-Ventil
4. CPAP-Flow-Driver,
5. Bubble-Systeme (Unterwasserschloss) und
6. Beneviste-Systeme (s. auch Tab. 12).

Werden keine kommerziellen CPAP-Systeme genutzt, sondern eigene Systeme zusammengestellt, sind die Bestimmungen des Medizinprodukte-Gesetzes (MPG) und dessen 4. Novellierung (März 2010) zu beachten.

Nebenwirkungen des nasalen CPAP sind vor allem nasale Traumata bei 20–30 % der Kinder in Abhängigkeit von der CPAP-Dauer. Keine Unterschiede fanden sich zwischen der Nutzung von nasopharyngealen, binasalen Prongs und Nasenmasken [25, 193].

8.5.1.3 Beatmung

Bei apnoeischen Frühgeborenen empfehlen die aktuellen Leitlinien übereinstimmend, zur Prävention eines Baro-/Volutraumas durch große Atemzugvolumina mit inspiratorischen Drucken von 20–25 cm H_2O zu beatmen **(EK III)** [76, 94, 201]. Nur in seltenen Fällen werden höhere Beatmungsdrucke erforderlich, wenn kein Herzfrequenzanstieg und/oder keine sichtbaren Thoraxexkursionen erkennbar sind. Die Frühgeborenen sollten mit den geringsten möglichen Beatmungsdrucken beatmet werden, d.h. die Thoraxexkursionen sollten gerade sichtbar sein. Hilfreich sind dabei Reanimationsgeräte, welche die Kontrolle des Beatmungsdrucks (kommerzielle T-Stück-Beatmungssysteme, Druckmanometer) ermöglichen [76, 201], weil auch Erfahrenen eine Beatmungsdruckkontrolle nur mit „Fingerspitzengefühl", also rein subjektiv, nicht möglich ist **(EK IV)** [167].

Besser als das alleinige P_I-Monitoring ist das Monitoring des applizierten Beatmungsvolumens in Form einer kalibrierten Atemzugvolumen-Kurve über die Zeit, und zwar sowohl zur Vermeidung eines Volutraumas (Überblähung) und einer Hyperventilation (mit der Folge einer Hypokapnie) als auch einer Hypoventilation (Maskenleck) **(EK IV)**. Infolge der kontinuierlichen pulmonalen Flüssigkeitsclearance verbessert sich laufend, aber individuell unterschiedlich die Compliance ($C = P_I \times V_T$) (s. Abs. 6.2). Wird die Lunge weicher (Complianceverbesserung), muss bei gleich bleibendem Inspirationsdruck P_I eine Überblähung durch ein zu groß werdendes V_T eintreten. Andererseits treten unter Maskenbeatmung auch bei Geübten nur über das Volumenmonitoring erfassbare Lecks auf [180].

Eine *Intubation* sollte nur bei den Frühgeborenen vorgenommen werden, bei denen unter Maskenbeatmung kein Herzfrequenzanstieg bzw. keine ausreichende Stabilisierung der Vitalfunktionen eintritt oder bei denen eine Surfactantapplikation über einen Endotrachealtubus vorgenommen werden soll [201] **(EK IV)**. Andere Varianten der Surfactantapplikation siehe unten.

8.5.1.4 Gaskonditionierung

Nicht nur ein statisches oder zyklisches Volutrauma und hohe Sauerstoffkonzentrationen sind eine potenzielle Gefahr für die unreife Lunge beim Übergang vom intra- zum extrauterinen Leben, sondern auch andere Faktoren wie Wärme und Gaskonditionierung (Anwärmung und Anfeuchtung des Atemgases). In der Leitlinie des International Liaison Committee on Resuscitation [94] wird darauf nicht eingegangen. Aus rationalen Überlegungen sind 42 % der Perinatalzentren im deutschsprachigen Raum dazu übergegangen, auch im Kreißsaal bei der Reanimation angefeuchtetes und angewärmtes Atemgas einzusetzen (Tab. 12), doch gibt es keine systematischen klinischen Untersuchungen dazu. Ein trockenes, warmes Inspirationsgas z.B. könnte zur Lungenflüssigkeitsclearance beitragen. Gemessen an Inflammationsmarkern in der Lungenlavage nach dreistündiger Beatmung reifgeborener Schafe gibt es keine Unterschiede zwischen kalttrockener und konditionierter Atemluft [150].

Praktische Konsequenz

Rüste den Reanimationsplatz den Anforderungen entsprechend aus: Sauerstoffblender zur Dosierung des F_iO_2, Pulsoximeter mit kurzer Ansprechzeit, T-Stück-CPAP-Beatmungssystem mit Monitoring von Inspirationsdruck P_I **(EK IV)**, besser noch von P_I und Beatmungsvolumen V_T sowie geeignete Gesichtsmasken bzw. Nasenprongs. Beginne bei spontan atmenden Frühgeborenen die Atemunterstützung mit CPAP-Maske oder CPAP-Nasenprongs bei einem Druck von 5 – 6 cm H_2O **(EK IV)**, der mit einem kommerziellen T-Stück-System erzeugt wird. Beatme apnoeische Frühgeborene mit dem geringstmöglichen Inspirationsdruck und PEEP von 4 – 5 cm H_2O **(EK IV)**. Kontrolliere Beatmungsdruck und -volumen. Intubiere nur nach fehlendem Herzfrequenzanstieg bzw. unzureichender Stabilisierung der Vitalfunktionen unter Maskenbeatmung bzw. zum Zweck der Surfactantapplikation **(EK IV)**.

8.5.2
Sauerstoffgabe

Weltweit ist die postnatale Reanimation mit 100 % Sauerstoff (F_IO_2 1,0) noch allgemein üblich, auch die ILCOR-Leitlinien von 2005 weichen wegen unzureichender Evidenz für den Einsatz variabler F_IO_2 nicht davon ab [94], obwohl die späte Reifung des antioxidativen Systems (s. Abs. 4.2.4.1) seit längerem bekannt ist und Metaanalysen von RCTs über vergleichende Anwendungen von Luft- und Sauerstoffatmung bei der Reanimation eine verminderte Mortalität bei Reanimation mit Luftatmung und andere Vorteile nachweisen konnten [39, 43, 176]. Der Zusammenhang zwischen Hyperoxie und akuter Lungenschädigung mit nachfolgender chronischer Lungenerkrankung ist besonders für die sehr und extrem unreifen Frühgeborenen unstrittig [175] (s. Abs. 4.2.4.1). Außerdem vermindern sich bei einem hohen F_IO_2 gegenüber Luftatmung die Hirndurchblutung und der alveolo/arterielle Sauerstoffgradient [124]. Ein F_IO_2 von 0,5 brachte gegenüber einem F_IO_2 von 1,0 keine Vorteile in der Kurz- und Langzeitprognose [77]. Auch bei extrem unreifen Frühgeborenen sollte man mit einem niedrigen F_IO_2 (von ca. 0,3) beginnen und den F_IO_2 im Verlaufe der Reanimation an die Bedürfnisse des Kindes anpassen [57].

Aktuelle Leitlinien [76, 180, 201] empfehlen,
1. ein hohes F_IO_2 bei der postnatalen Reanimation speziell bei VLBW zu vermeiden,
2. die Reanimation mit Raumluft zu beginnen,
3. Sauerstoff zu dosieren und dabei
4. die Pulsoximetrie im Kreißsaal einzusetzen.

Die aktuelle Praxis im deutschsprachigen Raum zeigt Tab. 12. Die Pulsoximetrie bringt mehrere Vorteile:
1. ein objektives kontinuierliches Monitoring der Herzfrequenz während der Reanimation,
2. eine Vermeidung von Hyperoxieperioden,
3. eine Dosierung des F_IO_2, um den S_aO_2 während der postnatalen Adaptation im Referenzbereich zu halten (s. Abb. 10 und 12) und
4. eine Vermeidung von Fehleinschätzungen der kindlichen Oxygenierung bei alleiniger Beurteilung der Hautfarbe [146].

Praktische Konsequenz

Beachte die aktuellen Leitlinien [7, 201].
Beginne bei der postnatalen Atemunterstützung/Reanimation von Frühgeborenen mit dem geringsten möglichen F_IO_2 und dosiere den Sauerstoff nach den klinischen Erfordernissen (Herzfrequenz, S_aO_2) **(EK Ib)**, beachte dabei die normalen S_aO_2-Werte von 50 – 80 % während der ersten 5 – 10 Minuten der postnatalen Anpassung und vermeide Hyperoxien.

8.5.3
Surfactantapplikation

Eine homogene Belüftung der Alveoli/Sacculi ohne Volutrauma scheint nach dem gegenwärtigen experimentellen, theoretischen und klinischen Wissensstand nicht ohne eine adäquate Surfactantkonzentration in der Lungenflüssigkeit möglich (s. Abs. 6.2 und 7.1). Die Gabe exogenen Surfactants verfolgt das Ziel, bei zu geringem endogenen Surfactantpool die erforderliche Menge von Surfactant in die oberen Atemwege zu applizieren, damit sich der Surfactant aufgrund seiner Spreitungstendenz bei den kindlichen Inspirationsbemühungen über den Bronchialbaum gleichmäßig bis hin zu den terminalen Bronchioli und Gaswechseleinheiten ausbreitet. Das erfordert (1) eine Methode zur Messung des individuellen endogenen Surfactantpools, (2) einen Surfactant mit guten Spreitungseigenschaften, (3) eine ausreichend hohe Surfactantdosis, die (4) schnell und ohne potenzielle Gefahren für das Kind appliziert wird, (5) eine Surfactantgabe vor oder während der ersten Atemzüge und (6) eine effektive Spontanatmung.

Zwar wird berichtet, dass bis zu 50 % der extrem unreifen Frühgeborenen ohne Surfactantgabe allein mit nasalem CPAP erfolgreich behandelt werden können [5, 135], jedoch waren die PIE- (pulmonales interstitielles Emphysem) bzw. Pneumothoraxrate – klinische Äquivalente eines Volutraumas – in der CPAP-Gruppe signifikant höher als in der Surfactantgruppe (Coin-Studie: 5,5 % vs. 3,6 % bzw. 9,1 % vs. 3,1 %), während bei dem Hauptzielparameter BPD keine Unterschiede zwischen den beiden Behandlungsgruppen aufgetreten waren [135]. In einer RCT bei etwas reiferen Frühgeborenen fanden sich ähnliche Ergebnisse [169]. Die plausibelste Erklärung ist, dass die im Abs. 7.1.1 diskutierten Schädigungsmechanismen bei der CPAP-Gruppe eintraten, weil die Surfactantkonzentration in der FPF für eine schadensfreie Belüftung unzureichend war. Deshalb besteht unverändert das Ziel, allen Frühgeborenen mit hohem nANS-Risiko möglichst vor dem ersten Atemzug Surfactant zu applizieren [195].

So wurden schon in den 1990er Jahren klinische Studien mit einem frühen Behandlungsbeginn durchgeführt und man formulierte den Zeitraum für eine prophylaktische oder frühe Surfactantapplikation vereinbarungsgemäß als „unmittelbar postnatal bis zu einem Alter von 60 Minuten". Spätere Surfactantapplikationen bei einem Lebensalter von > 1 Stunde werden als Interventionsbehandlung (Surfactanttherapie, Rescue therapy) bezeichnet.

8.5.3.1 Indikationsstellung
Gegenwärtig besteht kein praktikabler individueller, sondern nur ein epidemiologischer Ansatz zur Indikationsstellung für die prophylaktische Surfactantapplikation. Nach Morbiditätsstatistiken haben Frühgeborene < 31 SSW bzw. < 1200 g Geburtsgewicht ein nANS-Risiko > 50 % und Frühgeborene < 29 SSW bzw. < 1000 g Geburtsgewicht ein nANS-Risiko > 75 % (bezüglich einer kritischen Wertung dieser Zahlen s. Kap. 4).

Bei Nutzung dieser statistischen Grenzen würden > 50 % bzw. > 75 % dieser Risikokinder von der Surfactantbehandlung profitieren (Abb. 2). Dagegen steht ein Anteil, der einer unnötigen Therapie unterzogen würde, den man durch einen geeigneten Test für den Nachweis eines Surfactantmangels selektieren könnte (s. Abs. 2.3.3). Eine solche Strategie wäre aus ethischen und ökonomischen Gründen wünschenswert, hat sich aber bisher nicht durchsetzen können. Die

Prüfung steht noch aus, ob eine präpartale, geburtsnahe Fruchtwasseruntersuchung auf fetale Lungenreife als eine Methode mit guter Sensitivität und Spezifität zur Risikoselektion bzw. gezielten Surfactantapplikation herangezogen werden könnte.

In Metaanalysen von RCTs der Jahre 1991–1997 [191] und der Jahre 2000–2005 [74a] zeigte sich die Überlegenheit der prophylaktischen Gabe (innerhalb der ersten 60 Lebensminuten) vs. einer Interventionstherapie mit Surfactant: geringere Inzidenz von Pneumothorax und pulmonalem interstitiellen Emphysem, höheres „Überleben ohne bronchopulmonale Dysplasie" sowie Reduktion der Mortalität (typische RR 0,61; 95 % CI 0,48–0,77; Number needed to treat [NNT] 20) [191]. Sehr unreife Frühgeborene (< 30. SSW) profitieren am meisten von der prophylaktischen Behandlungsstrategie. Das bestätigt eine Metaanalyse von sechs RCTs bei sehr unreifen Frühgeborenen, bei denen eine prophylaktische bzw. frühe Applikation von Surfactant mit anschließendem nasalen CPAP einer späten selektiven therapeutische Applikation von Surfactant mit anschließender maschineller Beatmung gegenübergestellt wurde: geringere Beatmungsinzidenz (typische RR 0,67; 95 % CI 0,57–0,79) sowie verminderte Rate von Luftlecksyndromen (typische RR 0,52; 95 % CI 0,28–0,96) und von BPD (typische RR 0,51; 95 % CI 0,26–0,99) [196].

8.5.3.2 Dosis
Beim Reifgeborenen wird ein Surfactantpool von 100 mg/kg KG angenommen (s. Abs. 5.3) [64, 96], bei kleinen Frühgeborenen mit schwerem RDS von 1–10 mg/kg KG [20, 75]. Die gängige Surfactantdosis besträgt deshalb 100 mg/kg Phospholipid (s. Tab. 9 und 12). Eine Dosis von 200 mg/kg besitzt keine Vorteile bei der therapeutischen Surfactantgabe [73]. Präparate s. Abs. 5.4 und Tab. 9.

8.5.3.3 Methoden der Applikation
Verschiedene Applikationsformen sind vorgeschlagen und geprüft worden [s. 21, 102].

Bolusapplikation
(Standardapplikationsform s. Tab. 12)
Die Bolusapplikation wird den oben genannten Forderungen für eine prophylaktische Surfactant-gabe am besten gerecht: schnelle Applikation einer erforderlichen Dosis. Sie ist unverändert die seit der ersten therapeutischen Surfactantgabe geübte Methode der Wahl. Doch haben sich verschiedene Varianten herausgebildet.

Variante 1 (traditionelle Form) läuft in folgenden Schritten ab:
1. Erfahrenes Team (Neonatologe und eine, besser zwei ITS-Schwestern)!
2. Präparation des Surfactants laut Hersteller-angaben
3. Berechnung der Dosis und Aufziehen der Surfactantflüssigkeit in eine Spritze
4. Berechnung der Einführungstiefe der dünnen, markierten Sonde (Sondenspitze muss nach Einführung über den Konnektor und Endotrachealtubus sicher kurz oberhalb der trachealen Bifurkation positioniert sein)
5. Oro- oder nasotracheale Intubation, Fixation des Tubus
6. Konnektion an ein Beatmungssystem, am besten mit Druck- und Volumenkontrolle
7. Beatmung mit PEEP (s. oben), Stabilisierung der Vitalparameter
8. Kind in strikter Rückenlage, Kopf in sagittaler Mittelstellung
9. Dekonnektierung vom Beatmungssystem
10. Einführen der Sonde unter sterilen Kautelen bis zur berechneten Markierung in den Tubus
11. Konnektion der Surfactantspritze an die Sonde
12. Intratracheale Bolusinjektion der kalkulierten Surfactantdosis mit der vorbereiteten Spritze
13. Herausziehen der Applikationssonde, keine Beutelbeatmung nach Applikation, denn diese Prozedur birgt nach den tierexperimentellen Untersuchungen die Gefahr von Lungenüberdehnungen und Epitheleinrissen mit Surfactant-Inaktivierung durch austretende Proteine [2, 95].

14. Rekonnektion an das Beatmungssystem mit den gleichen Beatmungsparametern wie vor der Applikation
15. Beurteilung der Thoraxbewegungen. Falls keine Hebung des Brustkorbs beobachtet werden kann, ist eine Obstruktion der Atemwege durch Surfactant (sehr selten) zu vermuten. Dann ist der Beatmungsdruck des Respirators kontrolliert schrittweise zu erhöhen, bis Thoraxbewegungen sichtbar sind, am besten unter Kontrolle des Beatmungsvolumens (Ziel-V_T 5 ml/kg). Danach muss der Druck wieder gesenkt werden, bis die Thoraxbewegungen bzw. das Ziel-V_T wieder normal sind.
16. Kontrolle des S_aO_2 und Nachjustierung des F_IO_2 entsprechend der oben genannte Prinzipien (Abb. 10 und 12)

Die anfangs übliche fraktionierte Applikation der berechneten Surfactantdosis ist heute wegen fehlender Evidenz verlassen.

Hinweis

Vor einer breiten klinischen Anwendung alternativer Techniken zur Surfactantapplikation ist die Behandlungssicherheit (Vorteile bezüglich Wirksamkeit, Verträglichkeit, Behandlungsindikation) in aussagefähigen kontrollierten klinischen Studien nachzuweisen.

Variante 2: Vermeidung der Dekonnektion und Surfactantapplikation unter PEEP
– Variante 2a: Einsatz eines doppellumigen Tubus, der schon bei der Reanimation im Kreißsaal gelegt wurde. Schritte 1–3, 5–8, 11–12 und 15–16, wie Variante 1, Schritte 4, 9, 10, 13 und 14 entfallen.
– Variante 2b: Einsatz eines Tubuskonnektors mit einer seitlichen Absaugvorrichtung, über die der Applikationskatheter eingeführt wird. Schritte 1–8, 10–13 und 15–16 wie Variante 1, Schritte 9 und 14 entfallen.

Variante 3: „INSURE-Strategie" (INtubate SURfactant Extubate)

Diese speziell im Kreißsaal für sehr unreife, spontan atmende Frühgeborene angewandte Technik zielt darauf, die im Zusammenhang mit der Beatmung entstehenden Gefahren einer Lungenschädigung (s. oben) zu minimieren. Das spontan atmende Kind wird kurzzeitig intubiert, danach Surfactant wie unter Variante 1 oder 2 appliziert, dann wird das Kind rasch extubiert und mit nasalem CPAP versorgt [39, 220, 221]. Die Metaanalyse von sechs RCTs belegt, dass bei den mit der INSURE-Strategie versorgten Kindern die Wahrscheinlichkeit für eine später notwendige maschinelle Beatmung, die Entstehung einer BPD und von Luftlecksyndromen signifikant vermindert war im Vergleich zu Kindern mit initial angewendetem nasalen CPAP, selektiver Surfactantgabe und anschließender Beatmung [197].

Variante 4: Intratracheale Bolusapplikation von Surfactant ohne Intubation

Bei spontan atmenden, sehr unreifen Frühgeborenen wird unmittelbar postnatal CPAP angeschlossen (nasale Maske, High-flow-CPAP [Benveniste], F_iO_2 0,4, PEEP 8–14 cm H_2O) und über eine intratracheal positionierte dünne Endotrachealsonde der vorher kalkulierte Surfactantbolus appliziert. Anschließend wird die Sonde wieder herausgezogen und das Kind mit nasalem CPAP weiter respiratorisch versorgt unter Beobachtung von S_aO_2, Herzfrequenz und Silverman-Score [115]. Vorteile dieser Variante sind das Vermeiden von Intubation, Beatmung und eine aktive Aspiration des applizierten Surfactants. Die Ergebnisse von Pilotuntersuchungen sprechen dafür, dass insbesondere die extrem unreifen Frühgeborenen (Gestationsalter zwischen 24 und 26+6 SSW) von dieser Strategie profitieren. Nicht nur die BPD war signifikant seltener beobachtet worden, sondern auch nicht pulmonale Outcome-Kriterien wie IVH, PVL (periventrikuläre Leukomalazie), therapiebedürftige ROP (retinopathy of prematurity) oder Tod waren in gleicher Häufigkeit wie bei den traditionell behandelten Frühgeborenen aufgetreten [115]. Eine laufende prospektive, randomisierte Multicenterstudie wird weitere Klärung über die Effektivität dieser Strategie bringen [115, 143].

Variante 5: Bolusapplikation von Surfactant via Larynxmaske (Laryngeal mask Co. Ltd, Jersey UK)

Diese Anwendung umgeht die Intubation zur Surfactantadministration, ist aber bisher nicht im Kreißsaal bzw. in einer RCT geprüft [24, 213]. Ungeklärt ist, ob diese Technik überhaupt bei den extrem unreifen Frühgeborenen einsetzbar ist. Seit 2008 läuft eine RCT zur Klärung dieser Fragestellung [123a].

Variante 6: Intranatale Bolusapplikation von Surfactant

Diese Methode kommt am ehesten den oben gestellten Forderungen für eine prophylaktische Surfactantgabe nahe. Nachdem der Kopf des Kindes geboren wurde, wird – vor Entwicklung des kindlichen Körpers – ein Surfactantbolus über einen in den Hypopharynx eingeführten Katheter appliziert. Die Ergebnisse einer Pilotstudie bei 23 Neugeborenen (27–30 SSW) sind für eine Wertung unzureichend [108].

Surfactantinfusion

Es wurde postuliert, dass sich die beschriebenen Gefahren, die bei der Bolusapplikation auftreten können [82], mit einer langsamen Surfactantinfusion vermeiden ließen. Die Surfactantinfusion ist jedoch keine überzeugende Alternative, denn infolge inhomogener Verteilung tritt im Vergleich zur Bolusapplikation ein Wirksamkeitsverlust ein (tierexperimentelle Untersuchungen). Auch in einer klinischen Untersuchung zeigten sich eher Nachteile [81].

Surfactantverneblung

Die Inhalation von Surfactant würde theoretisch Vorteile bringen: (1) Vermeidung der Intubation und (2) Vermeidung einer raschen Änderung der Lungenfunktion/-durchblutung, (3) bessere Platzierung des Surfactants direkt an der bronchoalveolären Grenzfläche, (4) homogene Verteilung in belüfteten Lungenarealen [11a, 102] und (5) Vermeidung der beschriebenen kindlichen Gefährdungen bei Bolusapplikation [82].

Wegen ungelöster Probleme der Applikationstechnik gelangen > 90 % des Surfactantnebels direkt in den Exspirationsschenkel des Beatmungsgerätes, ohne jemals mit den Atemwegen des Kindes in Kontakt gekommen zu sein. Trotzdem ist natürlicher Surfactant in umfangreichen systematischen Untersuchungen (Dosierung, Partikelgröße, Verneblersystem) im RDS-Tierexperiment und in kleineren klinischen Studien getestet worden [128, 214]. Sie verliefen wohl wegen der starken hygroskopischen Eigenschaft von Surfactant letztendlich erfolglos [116a].

Inhalation unter CPAP: Zwei klinische Pilotstudien, in denen bei spontan atmenden Patienten unter CPAP-Atmung Surfactant frühzeitig inhalativ appliziert wurde, zeigten nicht den erhofften Erfolg [13, 103]. Die Ergebnisse der vorzeitig abgebrochenen unkontrollierten Pilotstudie mit Aerosurf® an vier Perinatalzentren der USA (17 Frühgeborene mit nANS, Geburtsgewicht 1033–2296 g, Gestationsalter 28–32 Wochen) [59] wurden sehr optimistisch eingeschätzt, da die F_IO_2-Reduktion p.a. (post applicationem) ähnlich rasch erfolgen konnte wie bei der Surfactant-Bolusgabe und keine Arzneimittelunverträglichkeit bzw. Nebenwirkungen auftraten [128]. Nach erfolgreichen Depositionsversuchen am PrINT-Modell [131] mit der eFlow® Technology (Pari) [214] sind wieder Hoffnungen auf eine mögliche klinische Nutzung von Surfactantaerosol entstanden [11a].

Surfactantlavage

Die Lavage mit verdünntem Surfactant mit oder ohne anschließende Surfactant-Bolusinstillation kombiniert ein Auswaschen von inhibitorisch wirksamen Substanzen mit der Applikation von exogenem Surfactant [117, 247]. Dieses Verfahren ist für Früh- und Neugeborene belastender als die Surfactant-Bolusgabe und eignet sich wohl eher für ältere Patienten mit ARDS. Nachteile: blutiges Trachealsekret im Verlauf der Spülungen, eventuell Lungenödem und Kreislaufbelastung durch hohe Restmenge von verbleibender Lavageflüssigkeit. Wegen fehlender RCTs zum Vergleich von Surfactantlavage und Surfactant-Bolusbehandlung beim nANS und den genannten Nachteilen bestehen erhebliche Vorbehalte gegen die Anwendung dieses Verfahrens [107]. Eine bronchoalveoläre Lavage (BAL) mit verdünntem Surfactant scheint bei MAS-Patienten die Schwere der Lungenschädigung und des Krankheitsverlaufes zu vermindern (s. Abs. 10.2).

Praktische Konsequenz

Beachte die aktuellen Leitlinien [7, 76, 201]. Aus rationalen Gründen sollte bei Frühgeborenen < 27 SSW eine prophylaktische Surfactantgabe als Bolus im Kreißsaal erfolgen **(EK Ia)**. Diese Strategie ist aber umstritten, da eine aktuelle RCT (Coin-Studie [135]) belegt, dass unter der Voraussetzung einer pränatalen Lungenreifung eine im Kreißsaal beginnende frühe CPAP-Versorgung zu ähnlichen Behandlungsresultaten führt wie Intubation und Surfactantgabe im Kreißsaal. Aber in der Gruppe der primär mit CPAP versorgten Kinder bestand eine erhöhte Pneumothorax-Inzidenz und eine Spätintubationsrate von 46 %. Eine verbindlichere Festlegung ist erst nach Abschluss derzeit laufender Studien in den USA [30, 225], in Europa [38] und der seit 2008 laufenden deutschen NINSAPP-Studie [143] zu erwarten. „Daher sollte auf dem derzeitigen Stand der Kenntnisse eine frühe Surfactant-Behandlung, besonders bei Frühgeborenen < 27 SSW, sowie Frühgeborenen ohne antenatale Behandlung mit Kortikosteroiden durchgeführt werden. Bei Frühgeborenen eines Gestationsalters zwischen 27 und 32 SSW mit antenataler Kortikosteroidgabe ist die Interventionsbehandlung der frühen Therapie in den relevanten neonatalen Behandlungsresultaten gleichwertig **(EK Ia)**. Die Interventionsbehandlung vermeidet in dieser Gruppe eine Überbehandlung." [7]

9 Surfactanttherapie des neonatalen Atemnotsyndroms

Eingebettet in ein Gesamt-Therapiekonzept (s. Kap. 8 „Prophylaxe des neonatalen Atemnotsyndroms bei Frühgeborenen"), ist die Surfactanttherapie seit den eindeutigen Ergebnissen zahlreicher RCTs der letzten 30 Jahre die Standardtherapie beim nANS Frühgeborener. Von Surfactanttherapie, Interventionsbehandlung oder Rescue-Therapy spricht man bei einem Behandlungsbeginn im Lebensalter > 1 Stunde, einem Alter, in dem sich ein nANS mit den charakteristischen klinischen und radiologischen Zeichen manifestiert hat (s. Abb. 1).

9.1
Indikation

„Beim Versagen konventioneller Therapiemaßnahmen, wie der Applikation von Sauerstoff und CPAP, oder wenn primär aufgrund der Unreife bzw. unmittelbar postnataler respiratorischer Insuffizienz eine Intubation und maschinelle Beatmung indiziert ist, sollte eine Surfactantbehandlung erfolgen (EK Ia)." [7]

Allgemein gültige Kriterien zur Indikation der intratrachealen Surfactantapplikation gibt es bislang nicht [73a], überwiegend genutzte Indikationsparameter sind ein F_IO_2 > 0,4 sowie klinische und/oder radiologische Zeichen des nANS (s. Abs. 2.3.2, Abb. 1, Tab. 4).

9.2
Response

Wird bei einem Frühgeborenen mit einem manifesten nANS endotracheal natürlicher Surfactant appliziert, verbessern sich in ca. 80 % der Fälle rasch die Oxygenierung, der Luftgehalt der Lungen und dessen Verteilung [113, 189] sowie die pulmonalen atemmechanischen Eigenschaften, erfassbar im Druck-Volumen-Diagramm durch eine Senkung des alveolären Eröffnungsdruckes, eine Vergrößerung des Lungenvolumens bei einem definierten Inspirationsdruck und eine Erhöhung der FRC (Tab. 13) [238]. Mittelfristig reduziert die Therapie des nANS mit natürlichem Surfactant die Häufigkeit der Luftlecksyndrome, wie z.B. pulmonales interstitielles Emphysem, Pneumothorax, Pneumomediastinum und die Beatmungsdauer [183a]. Langfristig führt die Surfactanttherapie zur Steigerung der Überlebensrate und zur Verminderung der Inzidenz der bronchopulmonalen Dysplasie [183a]. Wichtigstes Kriterium für den Wirkungsnachweis ist die Verbesserung der Oxygenierung, die mit verschiedenen Parametern erfasst werden kann (Tab. 3 und 13). Der klinische Effekt zeigt sich in der Regel in einem innerhalb weniger Minuten p.a. auftretenden Anstieg der Oxygenierung, wodurch der supplementäre Sauerstoff in der Inspirationsluft (F_IO_2) schrittweise reduziert werden muss.

9.3
Applikationstechnik und Dosierung
(s. Abs. 8.5.3 und Tab. 9)

Besonders bei der Surfactanttherapie ist zu beachten, dass sie erst nach kardiopulmonaler Stabilisierung erfolgen sollte und dass der Response nicht nur von der Applikationsmethode beeinflusst wird, sondern auch vom bestehenden Belüftungsgrad und von dessen Verlauf sowie vom Beatmungsmuster *vor, während und nach Surfactantgabe* [211]. Die Surfactantapplikation sollte deshalb bei einem kontinuierlichen endexspiratorischen Druck (CPAP oder PEEP) erfolgen. Zur Dosierung und Wahl des Surfactantpräparates s. Abs. 5.4 und Tab. 9. Eine aktuelle Übersicht über alle Surfactantstudien gibt [130a].

Tabelle 13 Objektivierung der Wirkung exogenen natürlichen Surfactants auf die Atemfunktion [modifiziert nach 235].

Parameter	Beobachtung
Rasch eintretende Wirkungen	
Hautfarbe	Kind wird rosig
Thoraxexkursionen	die Lunge wird allmählich „weicher", Amplitude der inspiratorischen Thoraxexkursionen wird größer, Verlängerung der Exspiration bis zum Erreichen der Atemruhelage (Cave: Lungenüberdehnung!)
Auskultation	Surfactantreste in den größeren Atemwegen verursachen Rasselgeräusche (in- und exspiratorische Resistanceerhöhung!)
Blutgase	
$tcpO_2$	meist rascher Anstieg um > 100% des Ausgangswertes in wenigen Minuten p.a.
S_aO_2	meist rascher Anstieg innerhalb weniger Minuten p.a.
$tcpCO_2$	allmählicher Abfall
Thorax-Röntgen	Zeichen des gestiegenen intrapulmonalen Luftgehaltes
Atemfunktion	Verlängerung der pulmonalen Zeitkonstante
Ventilation	V_T-Anstieg 12 – 24 Stunden p.a.
exspiratorischer Flow	Lunge benötigt längere Zeit zum Erreichen des endexspiratorischen Nullflows. Kein endexspiratorischer Nullflow bedeutet inadverter PEEP.
Compliance	zunächst Abfall, Anstieg nach 12 – 24 Stunden
Resistance	unbeeinflusst, in der Regel von der Tubus-Resistance abgängig, kann p.a. kurzfristig ansteigen
FRC	rascher oft dauerhafter Anstieg innerhalb weniger Minuten p.a.
Kapnographie	Rückbildung der Zeichen intrapulmonaler Verteilungsstörungen (ausgeprägtes endexspiratorisches alveoläres CO_2-Plateau)
Wirkungen	
Mittelfristig	verminderte Inzidenz des pulmonalen interstitiellen Emphysems und Pneumothorax Reduktion der Beatmungsdauer
Langfristig	Steigerung der Überlebensrate Verminderung der Inzidenz der bronchopulmonalen Dysplasie

9.4
Wiederholte Applikationen

„Folgeapplikationen sollten bei einem F_IO_2 von >40–60% frühestens 6–8 Stunden nach erster Surfactantapplikation vorgenommen werden. Die hierfür untersuchten Dosen lagen zwischen 50 und 100 mg/kg Körpergewicht. Es wurden in der Mehrzahl der Studien bis zu 3 Folgeapplikationen gewählt." [7]

Systematische Studien zur Definition von Wiederbehandlungskriterien und zu Zeitabständen von Folgeapplikationen fehlen. Die Zahl der empfohlenen Wiederbehandlungen sowie das Intervall und die Kriterien für eine Wiederbehandlung differieren ebenso wie die empfohlenen maximalen kumulativen Surfactantdosen, die zwischen 135 und 400 mg/kg KG liegen. Eine aktuelle Metaanalyse von zwei RCTs zu wiederholten Surfactant-Applikationen wies einen verbesserten

Gaswechsel, eine Reduktion des Pneumothorax-Risikos (typisches RR 0,51; 95 % CI 0,30 – 0,88) und einen Trend zu einer Sterblichkeitsverminderung (typisches RR 0,63; 95 % CI 0,39 – 1,02) nach **(EK Ia)** [192].

9.5
Non-Responder

Von ungenügender Response spricht man, wenn keine F_1O_2-Reduktion auf < 0,3 eintritt [66]. Die Ursachen für einen eingeschränkten oder fehlenden Therapieeffekt sind vielfältig. Die Surfactanttherapie versagt vor allem bei Frühgeborenen mit konnataler Infektion und Asphyxie [184, 246] und bei Kindern mit Inaktivierung des Surfactants u.a. durch Lungenblutung, Aspiration von Blut oder Mekonium. Andere patientenseitige Ursachen sind z.B. Lungenhypoplasie, systemische Hypotension/Schock und pulmonale Hypertension. Neben Fehlern bei der Beatmungsführung (Überblähung durch zu hohen positiven endexspiratorischen Druck [PEEP] und/oder zu kurze Exspirationsdauer, inadäquate Inspirationsdrucke und -dauer) können auch Fehler bei der Präparation des Surfactants zur Applikation (Verfallsdatum, zu hohe Viskosität bei falschem Mischungsverhältnis) und Applikationstechnik (inadäquate Tubus- bzw. Applikationskatheterlage, Verlust von Surfactant über Tubusleck, Sekretverlegung der Atemwege) ursächlich verantwortlich sein.

9.6
Extubation und CPAP oder Beatmung nach Surfactantgabe

Nach Surfactantgabe ist zunächst zu entscheiden, ob das spontan atmende Kind nach der Applikation sofort extubiert und an nasales CPAP angeschlossen werden kann. Diese Strategie ist bei ausreichender Spontanatmung die Methode der Wahl **(EK IIA)** [7, 76, 195, 201]. Die Extubation ist bei einem Kind mit manifestem nANS, das schon länger vor der Surfactantapplikation beatmet war, erfahrungsgemäß möglich, wenn beim Entwöhnungsprozess ein Atemwegsmitteldruck (P_{mean}) $\leq$ 7 cm H_2O erreicht ist **(EK IV)** [179].

Wird die Extubation nicht gewagt oder ist sie nicht möglich, wird bei druck-flow-gesteuerter Beatmung die folgende empirische Beatmungsführung vorgeschlagen, die letztendlich im Trial-and-Error-Verfahren anzuwenden ist **(EK IV)** [238]:

— Man senkt zunächst unter kontinuierlicher Kontrolle des $tcpCO_2$, $tcpO_2$ bzw. S_aO_2 den F_1O_2 in 0,05-Schritten so, dass Normoxämie erreicht und gehalten wird.

— Zur Vermeidung eines „inadverten PEEP" wird das I:E-Verhältnis verschoben. Bei einem I:E-Verhältnis von 1:1 sollte zunächst die Exspirationszeit schrittweise so eingestellt werden, dass ein I:E-Verhältnis von 1:2 bis 1:3 erreicht wird. Durch kontinuierliche Flowmessung am Tubus sollte auf Nachweis des endexspiratorischen Nullflows geachtet werden. Nur dann, wenn am Ende der Exspiration kein Fluss am Tubuskonnektor registriert werden kann, wird sicher kein „inadverter PEEP" aufgebaut.

— Danach wird versucht, einer möglichen Lungenüberblähung entgegenzuwirken. Diagnostisch hilfreich dafür sind die Beobachtung des endexspiratorischen thorakalen Dehnungszustandes und das Thorax-Röntgenbild. Der Inspirationsdruck wird zunächst unter Beibehaltung des PEEP-Niveaus vorsichtig in Schritten von 1 mbar (1 cm H_2O, 0,1 kPa) reduziert. Jede Änderung erfordert eine ausreichende Beobachtungszeit (mindestens 30 Minuten), um sicherzugehen, dass die Lunge unter den neuen Bedingungen im Steady state bleibt. Vorsicht! Mit einer zu forcierten Senkung kann der alveoläre Eröffnungsdruck unterschritten werden, so dass sich Atelektasen ausbilden können.

— Zuletzt erst sollte der PEEP gesenkt werden, da eine zu frühe PEEP-Reduktion den Prozess der allmählichen Öffnung von bisher unbelüfteten bzw. instabilen Gaswechseleinheiten unterbrechen kann und diese wieder luftleer werden (kollabieren). Ein ständiger Prozess des Atelekttraumas (Kollaps-Überdehnung-Scherkräfte-Eröffnung) führt zur Epithelschädigung mit Einstrom von proteinhaltiger Flüssigkeit in die Gaswechseleinheiten .

— Nach der Extubation ist die Atemunterstützung mit nasalem CPAP fortzusetzen, um eine Reintubation zu vermeiden (s. Abs. 8.5.1 und 8.5.2; [193]). War die Extubation nicht erfolgreich, ist möglicherweise der endogene Surfactantpool weiterhin unzureichend [223].

Praktische Konsequenz

Beachte die aktuellen Leitlinien [7, 76, 201]. Das vorhandene methodische Repertoire der Atemhilfsmaßnahmen (CPAP) ist primär einzusetzen mit dem Ziel, die Beatmung überhaupt zu vermeiden bzw. Beatmungsepisoden so kurz wie möglich zu halten (**EK Ia**). Besteht ein manifestes nANS mit klinischen und/oder radiologischen Zeichen und einem inspiratorischen Sauerstoffbedarf von $F_iO_2 > 0,4$ (< 28 SSW: $F_iO_2 > 0,3$), ist die Therapie des nANS mit 100 mg/kg KG natürlichen Surfactants als Bolus heute Standard (**EK Ia**). Bei ungenügendem Response – eine F_iO_2-Reduktion auf < 0,3 tritt nicht ein – oder bei erneuter Verschlechterung (F_iO_2-Bedarf > 0,4) wird die Applikation nach 6 – 8 Stunden mit 50 – 100 mg/kg KG wiederholt (**EK Ia**). Gegebenenfalls sind bis zu 4 Applikationen erforderlich. Nach der Extubation (möglich bei $P_{mean} \leq$ 7 cm H_2O) ist die Atemunterstützung mit nasalem CPAP fortzusetzen (**EK Ia**). Zur Fehlervermeidung ist die Surfactanttherapie nur durch ein in der neonatologischen Intensivtherapie allseitig erfahrenes und geschultes Team durchzuführen, das über ein profundes Wissen der Pathophysiologie der Lungenfunktionsänderungen nach Applikation von Surfactant und unter Beatmung verfügt. Das Team hat kontinuierlich bettnah präsent zu bleiben, um adäquat und rechtzeitig auf Änderungen der Lungenfunktion bzw. auf Komplikationen zu reagieren.

9.7
Neue Beatmungsstrategien bei nANS

Um Epithelschäden in den Atemwegen und Gaswechseleinheiten bei der Behandlung des nANS und damit das Entstehen einer chronischen Lun-

generkrankung (BPD) zu verhindern (s. Kap. 6), sind auch Ventilationsstrategien für die Langzeitbeatmung auf der Intensivtherapiestation entwickelt worden:

1. die Vermeidung von Intubation und Beatmung durch Einsatz von nasalem CPAP (s. Abs. 7.5.1),

2. die Patiententriggerung zur Synchronisation der Spontanatmung mit der maschinellen Beatmung sowie

3. die Minimierung/Optimierung des Beatmungsvolumens durch volumenorientierte Beatmung (volume targeted ventilation) bzw. durch Hochfrequenzbeatmung (HFO).

4. Die einst hoffnungsvolle Strategie der Flüssigkeitsbeatmung mit Perfluorcarbonen [235] ist inzwischen wieder verlassen worden [65].

Zu (2): Eine Metaanalyse, die auf der Auswertung von 11 RCTs zum Vergleich der synchronisierten Beatmung mit der konventionellen Beatmung (CMV) basierte, zeigte ein vermindertes Risiko für Pneumothorax (typisches RR 0,69; 95 % CI 0,51–0,93). Dagegen hatte eine durch den Patienten getriggerte Beatmung (PTV) bzw. SIMV (synchronized intermittent mandatory ventilation) im Vergleich zur CMV den Vorteil einer kürzeren Beatmungsdauer. Weder die synchronisierte noch die getriggerte Beatmung zeigte eine Reduktion der BPD-Inzidenz (**EK Ib**) [69].

Zu (3): Eine Metaanalyse des Vergleichs volumenorientierte vs. druckgesteuerte Beatmung, die auf der Auswertung von 4 RCTs beruhte (178 Patienten), zeigte keine signifikante Reduktion der Mortalität oder des Kriteriums „Tod oder BPD", aber eine um 2,4 Tage verminderte Beatmungsdauer sowie verminderte Raten von Pneumothorax und intrazerebralen Blutungen Grad 3/4 [129]. Auch die Metaanalyse mit dem Vergleich CMV vs. elektive HFO-Beatmung (17 Studien, 3652 Patienten) erbrachte keine Evidenz, dass eine elektive HFO-Beatmung deutliche Vorteile gegenüber CMV besitzt (**EK Ib**) [33].

10 Non-RDS-Indikationen für eine Surfactanttherapie in der Neonatalperiode

Die Surfactantanwendung bei Frühgeborenen mit nANS ist heute Standard **(EK Ia)**. Obwohl reife Neugeborene eine ausreichende endogene Surfactantmenge in der Lunge besitzen, kann sich postnatal eine schwere respiratorische Insuffizienz (s. Tab. 4) mit Surfactant-Inaktivierung durch Surfactantinhibitoren im Bronchoalveolarraum, also ein sekundäres nANS (ARDS), entwickeln. Eine solche Ätiologie wird auch bei der Sepsis bzw. konnatalen Pneumonie, beim MAS, bei der Zwerchfellhernie und beim Lungenbluten diskutiert. Kleinere klinische Behandlungsstudien mit Surfactant bei diesen Erkrankungen wurden publiziert und in Übersichten bewertet [202, 235, 246].

Bei der Surfactanttherapie von Non-RDS-Erkrankungen ist stets zu prüfen, inwieweit eine nicht zulassungskonforme Arzneimittelanwendung (Off-Label-Use) vorliegt. Darunter versteht man die Nutzung von Arzneimitteln außerhalb des in der Zulassung beantragten und von den nationalen oder europäischen Zulassungsbehörden geprüften und genehmigten Gebrauchs, wobei sich die Zulassung von Arzneimitteln keineswegs nur auf die Indikation, sondern auch auf die Dosierung, das Dosierungsintervall, den Applikationsweg sowie ggf. auf die Art des therapeutischen Einsatzes (z.B. als Mono- oder Kombinationstherapie) und bestimmte Patientenmerkmale (z.B. Lebensalter, Komorbidität) bezieht. Sobald der Arzt bei der Verordnung vom Zulassungsumfang abweicht, liegt kein bestimmungsgemäßer Gebrauch mehr vor, so dass die Produkthaftpflicht der Arzneimittelhersteller entfällt und der Arzt für die Folgen im Hinblick auf bekannte und unbekannte Nebenwirkungen allein haftet [152]. Um zu verhindern, dass Versicherten unverzichtbare und erwiesenermaßen wirksame Therapien vorenthalten bleiben, wurden vom Bundessozialgericht (BSG) folgende drei Voraussetzungen definiert [26], die bei Verordnungen außerhalb zugelassener Anwendungsgebiete im Einzelfall *gleichzeitig* (!) vorliegen müssen:

1. schwerwiegende Erkrankung,
2. Fehlen einer therapeutischen Alternative,
3. Wirksamkeitsnachweis bzw. Erfolgsaussicht, mit dem verordneten Präparat einen Behandlungserfolg (kurativ oder palliativ) zu erzielen. Für den Wirksamkeitsnachweis des Arzneimittels in dem verordneten Anwendungsbereich müssen *wissenschaftlich nachprüfbare Aussagen* vorliegen und es muss über den Nutzen Konsens bestehen.

Zur Sicherstellung der Patientenversorgung trotz fehlender Zulassung ist nach Rascher zu beachten, dass der Arzt verpflichtet ist, wirksame Medikamente einzusetzen, vor allem bei lebensbedrohlichen Krankheiten (OLG Köln, 30.05.1990, Az. 27U169/87, „Aciclovir-Urteil"). Da die Medikamente, die bei Kindern in nicht hinreichend GCP-konformen Studien geprüft wurden und oft ohne saubere Dosisfindung in den verschiedenen Risikogruppen empirisch eingesetzt werden, ist für die Anwendung der wissenschaftliche Standard entscheidend. In der Regel sind die Off-Label-Medikamente „lebensnotwendig" und empirisch erprobt („Standardtherapie"). Die Eltern sind unter Nutzung der offiziellen Fachinformationen aufzuklären, dass keine Zulassung vorliegt. Die Verordnung muss begründet, Alternativen und Hauptrisiken müssen erklärt sowie die Aufklärung und Zustimmung dokumentiert werden [161]. Für die nächste Zeit sind spezielle Zulassungsempfehlungen der European Medicines Agency (EMEA) zu erwarten [55].

10.1
Angeborene Zwerchfellhernie (CDH)

Kinder mit dieser Fehlbildung entwickeln oft sehr schwierige Beatmungsverhältnisse wegen einer

Lungenhypoplasie, die während der Fetalzeit infolge einer Kompression der Lunge durch die Verlagerung abdominaler Organe in die Thoraxhöhle entstanden ist. Bis heute fehlt eine sichere Methode zur Vorhersage des Schweregrades der Lungenhypoplasie. Die vorliegenden Untersuchungsergebnisse zur Anwendung von Surfactant bei reifen Neugeborenen mit CDH sprechen nicht dafür, dass eine Surfactantsubstitution zu einer signifikanten Verbesserung des klinischen Zustandes führt (EK IV). RCTs über die vergleichende Anwendung von Surfactant bei der CDH fehlen, trotzdem wird Surfactant in den meisten Zentren der CDH-Therapie gewöhnlich eingesetzt [44]. Wegen möglicher Nebenwirkungen der Surfactantapplikation [82] sollte man die Surfactantsubstitution bei Kindern mit CDH unterlassen.

10.2
Mekoniumaspirationssyndrom (MAS)

Aspiriertes Mekonium unterbricht den Flow in den Atemwegen, erhöht das Pneumothorax-Risiko und bewirkt Entzündungsreaktionen mit Surfactant-Inaktivierung. Als Folge davon treten Atelektasen und Ventilations-Perfusions-Störungen auf, woraus sich die Tendenz zur Ausbildung einer pulmonalen Hypertonie und die Notwendigkeit zur ECMO-Therapie entwickeln können. Experimentelle Daten, Tierversuche und RCTs belegten die Wirksamkeit der Surfactantsubstitution beim MAS [190]. Eine neuere Metaanalyse zeigte keine signifikante Reduktion der Sterblichkeit (typische RR 0,98; 95 % CI 0,41–2,39), aber des Risikos für eine ECMO-Behandlung um ein Drittel (typische RR 0,64; 95 % CI 0,46–0,91). Keine Unterschiede bestanden im Risiko für andere Komplikationen einschließlich Pneumothorax und BPD (EK IIb) [54]. Beim MAS sind höhere Surfactantdosen und wiederholte Surfactantapplikationen (kumulative Dosen von 300–600 mg/kg Körpergewicht) erforderlich und die Wirkung tritt häufig protrahiert ein (EK IIb) [86, 246]. Obwohl eine bronchoalveoläre Lavage (BAL) mit verdünntem Surfactant bei MAS-Patienten die Schwere der Lungenschädi-

gung und des Krankheitsverlaufs zu vermindern scheint [117, 247], bestehen begründete Vorbehalte gegenüber der Sicherheit der BAL-Prozedur [107, 246]. Heilversuche sollten unterlassen werden, bis eindeutige Ergebnisse der laufenden RCT „Surfactant Lavage vs. Bolus Surfactant in Neonates With Meconium Aspiration" [200] vorliegen.

10.3
Konnatale Pneumonie/B-Streptokokken-Sepsis

Die konnatale Pneumonie stellt eine wichtige Differenzialdiagnose des neonatalen Atemnotsyndroms (RDS) bei Frühgeborenen dar (s. Abs. 2.3.2, Tab. 1 und Tab. 4), die häufig Zeichen einer systemischen und/oder pulmonalen Infektion aufweisen. Die Morbidität und Mortalität der B-Streptokokken-Infektionen haben sich zwar seit Einführung und Durchsetzung der AWMF-Leitlinien zur „Prophylaxe der Neugeborensepsis (frühe Form) durch Streptokokken der Gruppe B" [11] erheblich verbessert, trotzdem enden auch heute noch viele der blitzartig verlaufenden Infektionen durch B-Streptokokken tödlich [181]. Da Surfactant eine bedeutende Rolle in der Infektionsabwehr spielt, wurden multizentrische Vergleichsstudien durchgeführt, deren Ergebnisse nicht überzeugten [84–86]. Trotz fehlender Evidenz wird eine Surfactanttherapie mit höherer Dosierung (200 mg/kg) oder in 6–12-stündlichen Intervallen als Heilversuch empfohlen (EK IV) [99, 246].

10.4
ARDS oder sekundäres RDS

Im Gegensatz zum nANS des Frühgeborenen wird die Pathogenese der respiratorischen Insuffizienz beim reifen Neugeborenen durch einen Mangel an funktionsfähigem Surfactant hervorgerufen, der aus einer Inaktivierung durch Plasmaproteine, inflammatorische Mediatoren und Zelldebris resultiert. Auch bei Frühgeborenen kann ein fließender Übergang von einem (primären) neonatalen RDS zu einem (sekundären) ARDS vorhanden sein. Aus Ergebnissen deutscher Pilot- und Multicenterstudien sowie internationaler Erfahrungen geht eine Verbesserung der Oxygenierung nach Surfactantapplikation hervor [136]. Da neuere Studien beim ALI (acute lung injury) bzw. ARDS im Kindes- und Erwachsenenalter eine Verbesserung der Oxygenierung [111] und Senkung der Sterblichkeit [245] erbrachten, wird bei den ARDS-Patienten ein Heilversuch mit Surfactant in höherer Dosierung oder in 6–12-stündlichen Intervallen empfohlen [111, 202, 246].

10.5
Bronchopulmonale Dysplasie (BPD)

Die BPD ist eine chronische respiratorische Insuffizienz sehr unreifer Frühgeborener (< 32 SSW, Geburtsgewicht < 1500 g), die sich in verschiedenen Verlaufsformen aus einer postnatalen Lungenfunktionsstörung entwickelt. Im Mittelpunkt der Pathogenese steht ein exzessiver exsudativer Entzündungsprozess mit Flüssigkeitseinlagerung im Interstitium, der durch Einwirkung verschiedener externer Schadfaktoren (hauptsächlich perinatale Infektion, Baro-/Volutrauma, Sauerstoff) auf die unreifen Atemwege und Alveolen ausgelöst wird. Begünstigt durch Unreife und noch nicht genauer identifizierte molekulargenetische Ursachen, bewirkt die pulmonale Inflammation eine Lungengewebsläsion mit abnormer Heilung: reparativ-proliferative Veränderungen der Alveolen und Bronchiolen. Die Folgen sind vermindertes Lungenwachstum, obstruktive Ventilationsstörung und Infektanfälligkeit (s. 195, 235). Neben einer Vielzahl traditioneller Therapieansätze wurden auch natürliche Surfactantpräparate in Form von Heilversuchen während der späteren klinischen BPD-Stadien eingesetzt. Die Rationale dafür ist, dass einerseits die Surfactantsynthese in den Typ-II-Zellen durch die Inflammationsprozesse während der Ausbildung des nANS gestört ist und dass andererseits die Inflammationsprodukte den alveolären Surfactant inaktivieren. In einer kleinen klinischen Studie an 10 BPD-Patienten bewirkte eine Surfactant-Einzeldosis eine passagere Reduktion des Supplementärsauerstoffs [130, 202]. Eine 2010 ab-

geschlossene RCT hat geprüft, ob eine frühe erneute Surfactantgabe in der ersten oder zweiten Lebenswoche das BPD-Risiko vermindern kann. Das Ergebnis ist noch nicht publiziert [151]. Gegenwärtig läuft die Rekrutierung bei mehreren RCTs, deren Ergebnisse abzuwarten sind [37, 209, 210]. Eine andere Strategie besteht darin, Surfactant als Transportvehikel für ein topisch wirkendes Glukokortikoid (Budesonid) zu nutzen und beide gemeinsam endotracheal zu applizieren, um das antiinflammatorisch wirkende Glukokortikoid mit Hilfe des Surfactants bis in die terminalen Atemwege zu transportieren. Im Tierexperiment konnte eine Reduktion des oxidativen Stress belegt werden [40]. In einer RCT-Pilotstudie bei sehr untergewichtigen Kindern waren Gaswechselparameter und das kombinierte Kriterium Tod oder BPD in der Behandlungsgruppe signifikant verbessert [228]. Allerdings waren die Ausgangsparameter in der Studienpopulation – 60 % der sehr unreifen Kinder versterben oder haben eine BPD – nicht mit denen in Deutschland vergleichbar (s. Abb. 4). Eine neue, größere RCT mit identischer Indikation läuft [155].

Praktische Konsequenz

Obwohl für viele schwere respiratorische Erkrankungen des Neugeborenen keine ausreichende Evidenz für einen therapeutischen Surfactanteinsatz vorliegt, wird bei der konnatalen Sepsis bzw. konnatalen Pneumonie, beim MAS, beim Lungenbluten und beim ARDS eine Surfactanttherapie als Heilversuch mit höherer Dosierung (bis 200 mg/kg KG) oder 100 mg/kg KG in 6 – 12-stündlichen Intervallen empfohlen **(EK IV)**. Für die Surfactanttherapie der BPD ist erst nach Abschluss weltweit laufender Studien eine Aussage zu erwarten.
Beim Off-Label-Use sind die BSG-Kriterien zu beachten. Die Eltern sind unter Nutzung der offiziellen Fachinformationen aufzuklären, dass keine Zulassung vorliegt. Die Verordnung muss begründet, Alternativen und Hauptrisiken müssen erklärt sowie die Aufklärung und Zustimmung dokumentiert werden. Für die nächste Zeit sind spezielle Zulassungsempfehlungen der EMEA zu erwarten.

Abkürzungen

$AaDO_2$	alveolo-arterieller Sauerstoff-Druckgradient
AARC	American Association for Respiratory Care
ABCA3	Protein der ATP-Binding-Cassette-Transporter Familie
ACOG	American Congress of Obstetricians and Gynecologists
Abs.	Abschnitt
ALI	acute lung injury
alv	alveolär
anat	anatomisch
ARDS	acute (adult) respiratory distress syndrome, adult RDS
BPD	bronchopulmonale Dysplasie
C_{dyn}	dynamische Compliance
C_L	pulmonale Compliance (Lungendehnbarkeit)
C_{rs}	respiratorische Compliance
CDH	Zwerchfelldefekt (congenital diaphragmatic hernia)
CI	Konfidenzintervall
CLD	chronic lung disease, Synonym für BPD
CO_2	Kohlendioxid
CPAP	continuous positive airway pressure
DGGG	Deutsche Gesellschaft für Gynäkologie und Geburtshilfe
DGPI	Deutschen Gesellschaft für Pädiatrische Infektiologie
DGPM	Deutsche Gesellschaft für Perinatale Medizin
DSPC	disaturated phosphatidylcholine
ECMO	extrakorporale Membranoxygenierung
EK	Evidenzklassen
eNaC	epithelialer Natriumkanal
ELBW	extrem untergewichtiges Frühgeborenes (extreme low birth weight infant)
ELGAN	extrem unreifes Frühgeborenes (extreme low gestational age newborn infant)
f	Atemfrequenz
F_IO_2	inspiratorische Sauerstofffraktion (dimensionslos)
FPF	fetale pulmonale Flüssigkeit
FRC	funktionelle Residualkapazität
FRC_{N2}	mit dem Stickstoffauswaschverfahren bestimmbare funktionelle Residualkapazität
FRC_{pleth}	im Bodyplethysmographen gemessene thorakale Luftmenge
GBS	Gruppe-B-Streptokokken
GNPI	Gesellschaft für Neonatologie und Pädiatrische Intensivtherapie
GW	Gestationswochen
GWE	Gaswechseleinheiten
HFO, HFOV	Hochfrequenzoszillationsbeatmung
I:E	Verhältnis von Inspirations- zu Exspirationszeit
ILCOR	International Liaison Committee on Resuscitation
IPPV	intermittent positive pressure ventilation
IVH	intrazerebrale Blutung (intraventricular hemorrhage)
KG	Körpergewicht
LK	Lamellarkörperchen

LPS	Lipopolysaccharide
MAP	Atemwegsmitteldruck
MAS	Mekoniumaspirationssyndrom
nANS	neonatales Atemnotsyndrom, ANS, RDS
NEC	nekrotisierende Enterocolitis
NIH	National Institutes of Health
NNT	Number needed to treat; Anzahl zu behandelnder Kinder, um ein Ereignis zu verhindern
OR	Odds Ratio (= Ungleichheitsverhältnis)
p.a.	post applicationem
paO_2/F_iO_2	Oxygenierungsindex
P_I	Inspirationsdruck, inspiratorischer Spitzendruck
P-V-Diagramm	Druck-Volumen-Diagramm
PDA	persistierender Ductus arteriosus
PEEP	positiver endexspiratorischer Druck
PFC	persistent fetal circulation
PG	Phoshatidylglyzerol
PI	Phosphatidylinositol
PIE	pulmonales interstitielles Emphysem
PL	Phospholipide
PPHN	persistierende pulmonale Hypertonie
Q	Perfusion
R	Resistance
RCOG	Royal College of Obstetricians and Gynaecologists
RCT	randomisierte klinische Studie, randomisierte kontrollierte Studie (randomized clinical trial, randomized controlled trial)
RR	relatives Risiko (relative risk)
S_aO_2	arterielle Sauerstoffsättigung
SF	Surfactant
SGA	hypotrophes Neugeborenes (small for gestational age)
SP	Surfactant-assoziiertes Protein, Surfactantprotein
SP-A	Surfactantprotein A
SP-B	Surfactantprotein-B
SP-C	Surfactantprotein C
SP-D	Surfactantprotein-D
SSW	Schwangerschaftswochen
T	pulmonale Zeitkonstante
TM	tubuläres Myelin
TTN	transiente Tachypnoe des Neugeborenen
TV	Tidalvolumen
V'_A	alveoläre Ventilation
V'_A/Q-Ratio	Ventilations/Perfusions-Verhältnis
V_D	Totraum
V_{Dalv}	alveolärer Totraum
V_{danat}	anatomischer Totraum
V'_E	Atemminutenvolumen
V_T	Atemzugvolumen
VLBW	sehr untergewichtiges Frühgeborenes (very low birth weight infant)
VLGAN	sehr unreifes Frühgeborenes (very low gestanional age newborn)

Evidenzklassen nach AHCPR [57a]

Stufe	Evidenz-Typ
Ia	wenigstens ein systematischer Review auf der Basis methodisch hochwertiger kontrollierter, randomisierter Studien (RCTs)
Ib	wenigstens ein ausreichend großer, methodisch hochwertiger RCT
IIa	wenigstens eine hochwertige Studie ohne Randomisierung
IIb	wenigstens eine hochwertige Studie eines anderen Typs quasi-experimenteller Studien
III	mehr als eine methodisch hochwertige nichtexperimentelle Studie
IV	Meinungen und Überzeugungen von angesehenen Autoritäten (aus klinischer Erfahrung); Expertenkommissionen; beschreibende Studien

Literatur

1   AARC Clinical Practice Guideline Application of Conti-
     nuous Positive Airway Pressure to Neonates via Nasal
     Prongs, Nasopharyngeal Tube, or Nasal Mask – 2004
     Revision & Update, Respir Care 2004;49:1100-8
2   Albertine KH, Gregory PJ, Starcher BC, Bohnsack JF,
     Carlton DP, Bland RD. Chronic Lung Injury in Preterm
     Lambs. Am J Respir Crit Care Med 1999;159:945-58
3   Aly H, Massaro AN, Patel K, El-Mohandes AAE. Is it
     safer to intubate premature infants in the delivery
     room? Pediatrics 2005;115:1660-5
4   AWMF-Leitlininie: Antenatale Kortikosteroide zur
     Lungenreifung.   www.uni-duesseldorf.de/AWMF/
     ll/015-069.htm
5   Ammari A, Suri M, Milisavljevic V, Sahni R, Bateman
     D, Sanocka U. Variables associated with the early fai-
     lure of nasal CPAP in very low birth weight infants. J
     Pediatr 2005;147:341-7
5a. APSE-study: Surfactant Disorders and Chronic
     Lung Disease (APSE) ClinicalTrials.gov identifier:
     NCT00783978
6   Asikainen TM, White CW. Antioxidant defenses in the
     preterm lung: role for hypoxia-inducible factors in
     BPD? Toxicol Appl Pharmacol 2005;203;177-88
7   AWMF-Leitlinie Surfactanttherapie des Atemnotsyn-
     droms Frühgeborener (RDS) / Leitlinie der GNPI, Nr.
     024/021.   www.uni-duesseldorf.de/AWMF/ll/024-
     021.htm
8   AWMF-Leitlinie: Empfehlungen für die strukturellen
     Voraussetzungen der perinatologischen Versorgung in
     Deutschland / Leitlinien für Perinatale Medizin. www.
     uni-duesseldorf.de/AWMF/ll/087-001.htm
9   AWMF-Leitlinie: Empfehlungen zum Vorgehen beim
     vorzeitigen Blasensprung. www.uni-duesseldorf.de/
     AWMF/ll/015-029.htm
10   AWMF-Leitlinie: Medikamentöse Wehenhemmung
     bei drohender Frühgeburt. www.uni-duesseldorf.de/
     AWMF/ll/015-025.htm
11   AWMF-Leitlinie: Prophylaxe der Neugeborensepsis
     – frühe Form – durch Streptokokken der Gruppe B.
     www.uni-duesseldorf.de/AWMF/ll/024-020.htm
11a. Bhandari V. Making Babies Breathe Better – Hopeful
     Signals? Commentary on articles by Minocchieri et al.
     on page 141, and Sood et al. on page 159, Pediatric
     Research 2008;64:123-4
12   Barker PM, Olver RE. Lung Edema Clearance: 20 Ye-
     ars of Progress Invited Review: Clearance of lung
     liquid during the perinatal period. J Appl Physiol
     2002;93:1542-8
13   Berggren E, Liljedahl M, Winbladh B, Andreasson
     B, Curstedt T, Robertson B, Schollin J. Pilot study of
     nebulized surfactant therapy for neonatal respiratory
     distress syndrome. Acta Paediatr 2000;89:460-4
14   Berner R. Molekulare Mechanismen der neonatalen
     Infektabwehr von bakteriellen Infektionen. Moleku-
     larmedizinische Grundlagen von fetalen und neona-
     talen Erkrankungen. In: Ganten D, Ruckpaul K, Wauer
     RR, Hrsg. Berlin: Springer; 2005

14a. Bernhard W. Surfactantdiagnostik in der fetalen und
     Neugeborenenperiode sowie im postnatalen Verlauf.
     In Wauer RR, Hrsg. Surfactanttherapie. Stuttgart, New
     York: Thieme; 2004:68-76
15   Baroutis G, Kaleyias J, Liarou T, Papathoma E, Hat-
     zistamatiou Z, Costalos C. Comparison of three treat-
     ment regimens of natural surfactant preparations in
     neonatal respiratory distress syndrome. Eur J Pediatr
     2003;162:476-80
16   Berggren E, Liljedal M et al. Pilot study of nebulized
     surfactant therapy for neonatal RDS. Acta Paediatr
     2000;89:460-4
17   Bernhard W, Mottaghian J, Geeber A, Rau GA, von
     der Hardt H, Poets CF. Commercial versus Native
     Surfactants Surface Activity, Molecular Components,
     and the Effect of Calcium. Am J Respir Crit Care Med
     2000;162:1524-33
17a. Bresson E, Seaborn T, Cote M et al. Gene expression
     profile of androgen modulated genes in the murine
     fetal developing lung. Reproductive Biology and En-
     docrinology 2010;8:2 doi:10.1186/1477-7827-8-2,
     article URL www.rbej.com/content/8/1/2
18   Bevilacqua G, Parmigiani S, Robertson B, the Italian
     Multicentre Study Group. Prophylaxis of respiratory
     distress syndrome by treatment with modified porci-
     ne surfactant at birth: multicentre prospective rando-
     mized trial. J Perinat Med 1996;24:1-12
19   Bjorklund LJ, Ingimarsson J, Curstedt T et al. Ma-
     nual ventilation with a few large breaths at birth
     compromises the therapeutic effect subsequent sur-
     factant replacement in immature lambs. Pediatr Res
     1997;42:348-55
20   Bohlin K, Merchak A, Spence K, Patterson BW, Hamvas
     A. Endogenous surfactant metabolism in newborn in-
     fants with and without respiratory failure. Pediatr Res
     2003;54:185-91
21   Bohlin K, Jonsson B, Gustafsson AS, Blennow M. CPAP
     and Surfactant. Neonatology 2008;93:309-15
22   Boon AW, Milner AD, Hopkin IE. Lung expansion, tidal
     exchange, and formation of the functional residual ca-
     pacity during resuscitation of asphyxiated neonates. J
     Pediatr 1979;95:1031-6
23   BQS-Qualitätsreport: http://www.bqs-qualitaetsre-
     port.de/2008/ergebnisse/leistungsbereiche/geburts-
     hilfe/ergebnisse/qi5
24   Brimacombe J, Gandini D, Keller C. The laryngeal
     mask airway for administration of surfactant in two
     neonates with respiratory distress syndrome. Paediatr
     Anaesth 2004;14:188-90
25   Buettiker V, Hug MI, Baenziger O, Meyer C, Frey
     B. Advantages and disadvantages of different na-
     sal CPAP systems in newborns. Intensive Care Med
     2004;30:926-30
26   Bundessozialgericht BSG: 2002 www.akdae.de/
     en/47/Archiv/2003/89_OffLabelVerordnung.pdf
27   Burri PH. Structural aspects of prenatal and postnatal
     development and growth of the lung. In: McDonald
     JA, ed. Lung Growth and Development. New York:
     Marcel Dekker Inc.; 1997:1-35
28   Champagne DL, de Kloet ER, Joëls M. Fundamen-
     tal aspects of the impact of glucocorticoids on the

(immature) brain. Seminars in Fetal Neonatal Med 2009;14:136-42

29 Clair CS, Norwitz ER, Woensdregt K et al. The Probability of Neonatal Respiratory Distress Syndrome as a Function of Gestational Age and Lecithin/Sphingomyelin Ratio. Am J Perinatol 2008;25:473-80

30 CNRNCPAP-Study: Very Early Surfactant and NCPAP for Premature Infants With RDS (CNRNCPAP); www.clinicaltrials.gov/surfactant, identifier: NCT00563641

31 Cole FS, Hamvas A, Nogee LM. Genetic Disorders of Neonatal Respiratory Function. Pediatr Res 2001;40:157-62

32 Colm PF, O'Donnell AB, BJ Stenson. Respiratory strategies for preterm infants at birth Sem Fetal Neonat Med 2008;13:401

33 Cools F, Henderson-Smart DJ, Offringa M, Askie LM. Elective high frequency oscillatory ventilation versus conventional ventilation for acute pulmonary dysfunction in preterm infants. Cochrane Database of Systematic Reviews 2009, Issue 3. Art. No.: CD000104. DOI: 10.1002/14651858.CD000104.pub3.

34 Courtney SE, Barrington KJ. CPAP and noninvasive ventilation. Clin Perinatol 2007;34:73-92

35 Crowther CA, Haslam RR, Hiller JE, Doyle LW, Robinson JS, Australasian Collaborative Trial of Repeat Doses of Steroids (ACTORDS) Study Group. Neonatal respiratory distress syndrome after repeat exposure to antenatal corticosteroids: a randomised controlled trial. Lancet 2006;367:1913-9

36 Crowther CA, Harding JE. Repeat doses of prenatal corticosteroids for women at risk of preterm birth for preventing neonatal respiratory disease. Cochrane Database Syst Rev 2007;3. CD003935.

37 CURDYS-study: Exogenous Surfactant in Very Preterm Neonates in Prevention of Bronchopulmonary Dysplasia. www.clinicaltrials.gov/surfactant, identifier: NCT 01039285

38 Curpap Study: Efficacy of Combining Prophylactic Curosurf With Early Nasal CPAP in Delivery Room: the Curpap Study. www.clinicaltrials.gov/surfactant, identifier: NCT00501982

39 Dani C, Bertini G, Pezzati M et al. Early extubation and nasal continuous positive airway pressure after treatment for respiratory distress syndrome among preterm infants < 30 weeks gestation. Pediatrics 2004;113:e560-e563

40 Dani C, Corsini I, Burchielli S et al. Natural surfactant combined with beclomethasone decreases oxidative lung injury in the preterm lamb Pediatric Pulmonol 2009;44:1159-67

41 Dalziel SR, Walker NK, Parag V, Mantell C, Rea HH, Rodgers A, Harding JE. Cardiovascular risk factors after antenatal exposure to betamethasone: 30-year follow-up of a randomised controlled trial. Lancet 2005;365:1856-62

42 da Silva WJ, Abbasi S, Pereira G, Bhutani VK. Role of positive end-expiratory pressure changes on functional residual capacity in surfactant treated preterm infants. Pediatr Pulmonol 1994;18:89-92

43 Davis PG, Tan A, O'Donnell CP, Schulze A. Resuscitation of newborn infants with 100% oxygen or air: a systematic review and meta-analysis. Lancet 2004;364:1329-33

44 de Buys Roessingh AS, Dinh-Xuan AT. Congenital diaphragmatic hernia: current status and review of the literature. Eur J Pediatr 2009;168:393-406

45 De Klerk AM, De Klerk RK. Nasal continuous positive airway pressure and outcomes of preterm infants. J Paediatr Child Health 2001;37:161-7

46 De Paoli AG, Davis PG, Faber B, Morley CJ. Devices and pressure sources for administration of nasal continuous positive airway pressure (NCPAP) in preterm neonates. Cochrane Database Syst Rev. 2008 Jan 23;1:CD002977

47 Dimitriou G, Greenough A, Kavadia V. Early measurement of lung volume – a useful discriminator of neonatal respiratory failure severity Physiol Meas 1996;17:37-42

48 Dimitriou G, A Greenough, B Laubscher. Appropriate positive end expiratory pressure level in surfactant-treated preterm infants. Eur J Pediatr 1999;158:888-91

49 Dreyfuss D, Basset G, Soler P, Saumon G. Intermittent positive-pressure hyperventilation with high inflation pressures produces pulmonary microvascular injury in rats. Am Rev Respir Dis 1985;132:880-4

50 Dreyfuss D, Saumon G: Ventilator-induced lung injury. Am J Respir Crit Care Med 1998;157:294-323

51 Dubin SB. Assessment of fetal lung maturity. Practice parameter. Am J Clinical Pathology 1998;110:723-32

52 Egberts J, Brand R, Walti H et al. Mortality, severe RDS, and chronic lung disease of the newborn are reduced more after prophylactic than after therapeutic administration of the surfactant Curosurf. Pediatrics 1997;100;1-6

53 Ellyett KM, Cragg PA, Broadbent RS. Effect of surfactant deficiency and surfactant replacement on airway patency in the piglet lung. Respir Physiol Neurobiol 2006;150:173-81

54 El Shahed AI, Dargaville P, Ohlsson A, Soll RF. Surfactant for meconium aspiration syndrome in full term/near term infants. Cochrane Database Syst Rev. 2007;3:CD002054

55 European Medicines Agency: EMEA revised priority list for studies into off-patent paediatric medicinal products (11 September 2009) Doc. Ref. EMEA/414936/2009 Rev. 2009-corr. www.emea.europa.eu/pdfs/human/paediatrics/1330607en.pdf, Human Medicines – Medicines for children – Paediatric Needs: List of paediatric needs

56 Ersch J, Roth-Kleiner M, Baeckert P, Bucher HU. Increasing incidence of respiratory distress in neonates. Acta Pædiatrica 2007;96:1577-81

57 Escrig R, Arruza L, Izquierdo I et al. Achievement of targeted saturation values in extremly low gestational age neonates resuscitated with low or high oxygen concentrations: a propsective, randomized trial. Pediatrics 2008;121:875-81

57a. Evidenzklassen nach AHCPR. Classification of evidence classes. http://cochrane.de/de/gradesys.htm (AHCPR = Agency for Healthcare Research and Quality)

58 Finer NN, Rich W, Craft A, Henderson C. Comparison

of methods of bag and mask ventilation for neonatal resuscitation. Resuscitation 2001;49:299-305

59   Finer NN, Merritt TA, Bernstein G, Jobe A, Mazela J, Liu GA. Multicenter pilot study of AerosurfTM delivered via nasal CPAP to prevent respiratory distress syndrome in preterm neonates, Pediatr Res 2006;59, 4840.138; ClinicalTrials.gov/surfactant, identifier: NCT00807235

60   Fischer H et al. Einfluss der Mundöffnung auf die periphere Sauerstoffsättigung bei der CPAP-Therapie von Früh- und Neugeborenen. Vortrag auf der GNPI-Tagung, Saarbrücken 2010

61   Frank L. Development of the antioxidant defences in fetal life. Seminars fetal neonatal Medicine 1998;3:173-82

62   Gehr P, Im Hof V, Geiser M, Schürch S. Der mukoziliäre Apparat der Lunge – die Rolle des Surfactant. Schweiz Med Wochenschr 2000;130:691-8

63   Garmany TH, Moxley MA, White FV, Dean M, Hull WM, Whitsett JA. Surfactant composition and function in patients with ABCA3 mutations. Pediatr Res 2006;59:801-5

64   Glatz T, Ikegami M, Jobe A. Metabolism of exogenously administered natural surfactant in the newborn lamb. Pediatr Res 1982;16:711-5

64a. Goerke J. Lung surfactant. Biochim Biophys Acta 1974;344:241-61

65   Góes PF, Troster EJ. The role of liquid ventilation in the treatment of acute respiratory failure in children – a systematic review. Rev Assoc Med Bras 2006;52:103-7

66   Gortner L. Das Atemnotsyndrom Frühgeborener: Pathogenese, Klinik und Ergebnisse der Surfactantbehandlung. In: Wauer RR, Hrsg. Surfactanttherapie, 3. Aufl. Stuttgart, New York: Thieme; 2004:109-19

67   Gortner L. Dürfen wir den Neonaten überhaupt noch Corticosteroide geben? Vortrag: GEKo Kolloquium, Charité Berlin, 4.3.2009

68   Grant A, Glazener CMA. Elective caesarean section versus expectant management for delivery of the small baby. Cochrane Database of Systematic Rev. 2001;2:CD000078. DOI: 10.1002/14651858.CD000078

69   Greenough A, Milner AD, Dimitriou G. Synchronized mechanical ventilation for respiratory support in newborn infants. Cochrane Database of Systematic Rev. 2007;4:CD000456. DOI: 10.1002/14651858.CD000456.pub2

70   Grier DG, Halliday HL. Effects of glucocorticoids on fetal and neonatal lung development. Treat Respir Med 2004;3:295

71   Grossmann G, Nilsson R, Robertson B. Scanning electron microscopy of epithelial lesions induced by artificial ventilation in the immature neonatal lung; the prophylactic effect of surfactant replacement. Eur J Pediatr 1986;145:361-7

72   Gupta S, Sinha SK, Tin W, Donn SM. A randomized control trial of post-extubation bubble continuous positive airway pressure versus Infant flow driver continuous positive airway pressure in preterm infants with RDS. J Pediatr 2009;154:645-50

73   Halliday HL, Tarnow-Mordi WO, Corcoran JD, Patterson CC and European Collaborative Multicentre Study Group: Multicentre randomised trial comparing high and low dose surfactant regimes for the treatment of respiratory distress syndrome (the Curosurf 4 trial). Arch Dis Child 1993;69:276-80

73a. Halliday HL. Recent clinical trials of surfactant treatment for neonates. Biol Neonate 2006;89:323-9

74   Hallman M, Epstein BL, Gluck L. Analysis of labeling and clearance of lung surfactant phospholipids in rabbit. J Clin Invest 1981;68:742-51

75   Hallmann M, Merritt TA, Pohjavuori M et al. Effect of surfactant substitution on lung effluent phospholipids in respiratory distress syndrome: evaluation of surfactant phospholipid turnover, pool size, and the relationship to severity of respiratory failure. Pediatr Res 1986;20:1228-35

76   Hansmann G, Humpl T, Zimmermann A, Bührer C, Wauer R, Stannigel H, Hoehn T. Neugeborenen-Notfälle: Neue Reanimationsrichtlinien bei Früh- und Reifgeborenen. Klin Pädiatr 2007;219:50-7

77   Harling AE, Beresford MW, Vince GS, Bates M, Yoxall CW. Does the use of 50% oxygen at birth in preterm infants reduce lung injury? Dis Child Fetal Neonatal Ed 2005;90:F401-F405.

78   Hascoet JM, Espagne S, Hamon I. CPAP and the preterm infant: Lessons from the COIN trial and other studies. Early Human Development 2008;84:791-3

79   Hauser J, Pilloud S, Maier C, Knapman A, Feldon J, Pryce CR. Effects of prenatal dexamethasone treatment on postnatal physical, endocrine, and social development in the common marmoset monkey. Endocrinology 2007;148:1813-22

80   Helve O, Pitkänen O, Janér C et al. Pulmonary Fluid Balance in the Human Newborn. Infant Neonatology 2009;95:347-52

81   Hentschel R, Brune T, Franke N, Harms E, Jorch G. Sequential changes in compliance and resistance after bolus administration or slow infusion of surfactant in preterm infants. Intensive Care Med 2002;28:622-8

82   Hentschel R, Jorch G. Acute side effects of surfactant treatment. J Perinat Med 2002;30:143-8

83   Hernandez LA, Peevy KJ, Moise AA, Parker JC. Chest wall restriction limits high airway pressure-induced lung injury in young rabbits. J Appl Physiol 1989;66:2364-8

84   Herting E, Harms K, Speer CP, and the Collaborative European Multicenter Study Group. Incidence of neonatal infections in very low birth weight infants with severe RDS treated with a natural porcine surfactant. Biol Neonate 1991;59:382-3

85   Herting E, Gefeller O, Land M, van Sonderens L, Harms K, Robertson B. Surfactant treatment of neonates with respiratory failure and Group B streptococcal infection. Pediatrics 2004;106:957-64

86   Herting E. Surfactantherapie beim Mekoniumaspirationssyndrom. In: Wauer RR, Hrsg. Surfactanttherapie. Stuttgart, New York: Thieme; 2004:133-8

87   Hillman NH, Moss TJM, Kallapur SG et al. Brief tidal volume ventilation initiates lung injurie and systemic response in fetal sheep. Am J Resp Crit Care Med 2007;176:575-81

88 Hjalmarson O, Sandberg K. Abnormal lung function in healthy preterm infants. Am J Resp Crit Care Med 2002;165:83-7

89 Ho JJ, Henderson-Smart DJ, Davis PG. Early versus delayed initiation of continuous distending pressure for respiratory distress syndrome in preterm infants. Cochrane Database Syst Rev. 2002;2:CD002975

90 Hooper SB, Kitchen MJ, Siew MLL et al. Imaging lung aeration and liquid clearance at birth using phase contrast X-ray imaging. Clin Exp Pharmacol Physiol 2009;36:117-25

91 Hulskamp G, Pillow JJ, Dinger J, Stocks J. Lung Function Tests in Neonates and Infants With Chronic Lung Disease of Infancy: Functional Residual Capacity. Pediatric Pulmonology 2006;41:1-22

92 Hume R, Conner C, Gilmore M. Lung maturation. Proceedings of the Nutrition Society 1996;55:529-42

93 Huh D, Fujioka H, Tung YC, Futai N, Paine R, Grotberg JB, Takayama S. Acoustically detectable cellular-level lung injury induced by fluid mechanical stresses in microfluidic airway systems. PNAS 2007;104:18896-91

94 ILCOR: Neonatal resuscitation. In: International Consensus Conference on Cardiopulmonary Resuscitation and Emergency Cardiovascular Care Science with Treatment Recommendations. Part 7. Circulation 2005;29:112

95 Ingimarsson J, Bjorklund LJ, Curstedt T et al. Incomplete protection by prophylactic surfactant against the adverse effects of large lung inflations at birth in immature lambs. Intensive Care Med 2004;30:1446-53

96 Jacobs H, Jobe A, Ikegami M, Jones S. Surfactant phosphatidylcholine source, fluxes, and turnover times in 3-day-old, 10-day-old, and adult rabbits. J Biol Chem 1982;257:1805-10

97 Jain L, Eaton DC. Physiology of fetal lung fluid clearance and the effect of labor. Semin Perinatol 2006;(Feb 30):34-43

98 Jobe AH, Ikegami M. Mechanisms initiating lung injury in the preterm. Early Hum Dev 1998;53:81-9

99 Jobe AH. Commentary on surfactant treatment of neonates with respiratory failure and group B streptococcal infection. Pediatrics 2000;106:1135

100 Jobe AH. Antenatal Associations with Lung Maturation and Infection. J Perinatol 2005;25:31-5

101 Jobe AH, Hillman N, Polglase G, Kramer BW, Kallapur S, Pillow J. Injury and Inflammation from Resuscitation of the Preterm Infant. Neonatology 2008;95:190-6

102 Johansson J, Herting E. Surfactantpräparate und ihre Anwendung. In: Wauer RR, Hrsg. Surfactanttherapie. Stuttgart, New York: Thieme; 2004:59-63

103 Jorch G, Hartl H, Roth B et al. Surfactant aerosol treatment of respiratory distress syndrome in spontaneously breathing premature infants. Pediatr Pulmonol 1997;24:222-4

103a Kajekar R. Environmental factors and development outcomes in the lung. Pharmacology and Therapeutics 2007;114:29

104 Kalache KD, Chaoui R, Marks B, Wauer R, Bollmann R. Does fetal tracheal fluid flow during fetal breathing movements change before the onset of labour? BJOG 2002;109:1-6

105 Kamlin CO, O'Donnell CP, Davis PG, Morley CJ. Oxygen saturation in healthy infants immediately after birth. J Pediatr 2006;148:585-9

106 Kamper J, Wulff K. Early CPAP/minimal handling. Acta Paediatr 1993;82:900

107 Kattwinkel J. Surfactant lavage for meconium aspiration: a word of caution. Pediatrics 2002;109:1167-8

108 Kattwinkel J, Robinson M, Bloom BT, Delmore P, Ferguson JE. Technique for intrapartum administration of surfactant without requirement for an endotracheal tube. J Perinatol 2004;24:360-5

109 Kelm M, Proquitté H, Schmalisch G, Roehr CC. Reliability of Two Common PEEP-Generating Devices used in Neonatal Resuscitation. Klin Padiatr 2009;221:415-8

110 Kendig JW, Notter RH, Cox C et al. A comparison of surfactant as immediate prophylaxis and as rescue therapy in newborns of less than 30 weeks' gestation. N Engl J Med 1991;324:865-71

111 Kesecioglu J, Beale R, Stewart TE et al. Exogenous natural surfactant for treatment of acute lung injury and the acute respiratory distress syndrome. Am J Resp Crit Care Med 2009;180:989-94; www.clinicaltrials. gov (NCT 00742482)

112 Kishore U, Greenhough TJ, Waters P et al. Surfactant proteins SP-A and SP-D: structure, function and receptors. Mol Immunol. 2006;43:1293-315

113 Kresch MJ, Clive JM. Meta-analyses of surfactant replacement therapy of infants with birth weights less than 2000 grams. J Perinatol. 1998;18:276-83

114 Kribs A, Pillekamp F, Hunseler C, Roth B. Early administration of surfactant in spontaneous breathing with nCPAP: feasibility and outcome in extremely premature infants (postmenstrual age ≤ 27 weeks). Paediatr Anaesth 2007;17:364

115 Kribs A, Vierzig A, Hunseler C et al. Early surfactant in spontaneously breathing with nCPAP in ELBW infants – a single centre four year experience. Acta Paediatr 2008;97:293-8

116 Kumar VH, Lakshminrusimha S, El Abiad MT, Chess PR, Ryan RM. Growth factors in lung development. Adv Clin Chem 2005;40:261-316

116a Lachmann B. Persönliche Mitteilung. 2010

117 Lam BC, Yeung CY. Surfactant Lavage for MAS: A Pilot Study. Pediatrics 1999;103:1014-8

118 Lal MK, Sinha SK. Surfactant respiratory therapy using Surfaxin/sinapultide. Therap Adv Resp Dis 2008;2:339-44

119 Land SC, Wilson SM. Redox Regulation of Lung Development and Perinatal Lung Epithelial Function. Antioxid Redox Signal 2005;7:92-107

120 Ledo A, Arduini A, Asensi MA et al. Human milk enhances antioxidant defenses against hydroxyl radical aggression in preterm infants. Am J Clin Nutr 2009;89:210-5

121 Lindner W, Vossbeck S, Hummler H, Pohlandt F. Delivery room management of extremely low birth weight infants: spontaneous breathing or intubation? Pediatrics 1999;103:961-7

122 Lindroth M, Johnson B, Ahlström H, Svenningsen NW. Pulmonary mechanics in early infancy. Subclinical grunting in low-birth-weight infants. Pediatr Res 1981;15:979-84

123 Liu M, Post M. Invited review: mechanochemical signal transduction in the fetal lung. J Appl Physiol 2000;89:2078-84

123a. LMA-Study: Surfactant Delivery Via Laryngeal Mask Airway (LMA) Versus Endotracheal Intubation. www.clinicaltrials.gov/surfactant, identifier: NCT01042600

124 Lundstrom KE, Pryds O, Greisen G. Oxygen at birth and prolonged cerebral vasoconstriction in preterm infants. Arch Dis Child Fetal Neonatal Ed 1995;73:F81-F86

125 Lundstrom KE. Initial treatment of preterm infants – CPAP or ventilation? Eur J Pediatr 1996;155:(Suppl 2)25-9

125a. Patrick J. Lynch; illustrator; C. Carl Jaffe; MD; Patrick J. Lynch, http://patricklynch.net Creative Commons Attribution 2.5 License 2006; no usage restrictions except please preserve our creative credits: Patrick J. Lynch, medical illustrator; C. Carl Jaffe, MD, cardiologist. http://creativecommons.org/licenses/by/2.5/ [Wikipedia]

126 Lynch PJ, Pesonen AK, Räikkönen K, Lano A, Peltoniemi O, Hallman M, Kari MA. Antenatal Betamethasone and fetal growth in prematurely born children: implications for temperament traits at the age of 2 years. Pediatrics 2009;123:31-7

127 Massaro D, Massaro GD: Pre- and Postnatal Lung Development, Maturation, and Plasticity. Invited Review: Pulmonary alveoli: formation, the "call for oxygen", and other regulators. Am J Physiol Lung Cell Mol Physiol 2002;282:345-58

128 Mazela J, Merrit TA, Finer NN. Aerosolized surfactants. Curr Opin Pediatr 2007;19:255-62

129 McCallion N, Davis PG, Morley CJ. Volume-targeted versus pressure-limited ventilation in the neonate. Cochrane Database of Systematic Rev. 2005;3:CD003666. DOI: 10.1002/14651858. CD003666.pub2

130 McColley SA. BPD. Impact of surfactant replacement therapy. Pediatr Clin North Am 1998;45:573-86

130a. Moya F, Maturana A. Animal derived surfactants versus past and current synthetic surfactant: current status. Con Perinatol 2007;34:145-77

131 Minocchieri S, Burren JM, Bachmann MA et al. Development of the Premature Infant Nose Throat-Model (PrINT-Model) – An Upper Airway Replica of a Premature Neonate for the Study of Aerosol Delivery. Pediatr Res 2008;64:141-6

132 Moessinger AC, Collins MH, Blanc WA, Rey HR, James LS. Oligohydramnios-induced lung hypoplasia: the influence of timing and duration in gestation. Pediatr Res 1986;20:951-4

133 Moessinger AC, Harding R, Adamson TM, Singh M, Kiu GT. Role of lung fluid volume in growth and maturation of the fetal sheep lung. J Clin Invest 1990;86:1270-7

134 Morley C. Continuous distending pressure. Arch Dis Child Fetal Neonatal Ed 1999;81:F152-F156

135 Morley C, Davis P, Doyle LW et al. for the COIN Trial Investigators: Nasal CPAP or Intubation at Birth for Very Preterm Infants. N Engl J Med 2008;358;700-8

136 Möller JC. Surfactanttherapie beim akuten Atemnotsyndrom (kindliches ARDS). In: Wauer RR, Hrsg. Surfactanttherapie. Stuttgart, New York: Thieme; 2004:180-6

137 Moya F, Sinha S, Gadzinowski J et al., on behalf of the SELECT and STAR Study Investigators: One-Year Follow-up of Very Preterm Infants Who Received Lucinactant for Prevention of Respiratory Distress Syndrome: Results From 2 Multicenter Randomized, Controlled Trials. Pediatrics 2007;119:e1361-e1370

138 Mulrooneyy M, Champion Z, Moss TJM, Nitsos I, Ikegami M, Jobe AH. Surfactant and physiologic response of preterm lambs to CPAP. Am J Respir Crit Care Med 2005;171:488-93

139 Mulder EJH, de Heus R, Visser GHA. Antenatal corticosteroid therapy: short-term effects on fetal behaviour and haemodynamics. Seminars in Fetal Neonatal Med 2009;14:151-6

140 Narendran V, Donovan EF, Hoath SB, Akinbi HT, Steichen JJ, Jobe AH. Early bubble CPAP and outcomes in ELBW preterm infants. J Perinatol 2003;23:195-9

141 Notter RH. Lung Surfactants. New York: Marcel Dekker Inc.; 2000:119-49

142 Newnhama JB, Jobe AH. Should we be prescribing repeated courses of antenatal corticosteroids? Seminars in Fetal Neonatal Med 2009;14:157-63

143 NINSAPP-study: Surfactant application during spontaneous breathing with CPAP in premature infants < 27 Weeks. www.clinicaltrials.gov/Surfactant, identifier: NCT00751959

144 Numa AH, Newth CJ. Anatomic dead space in infants and children. J Appl Physiol 1996;80:1485-589

145 O'Donnell CPF, Kamlin COF, Davis PG, Morley CJ. Spontaneous respiratory effort of newly-born extremely preterm and/or extremely low birth weight infants (abstract). E-PAS 2006; 5560:331

146 O'Donnell CP, Kamlin CO, Davis PG, Carlin JB, Morley CJ. Clinical assessment of infant colour at delivery. Arch Dis Child Fetal Neonatal Ed 2007;92;F465-F467

147 O'Donell CP, Stenson BJ. Respiratory strategies for preterm infants at birth. Semin Fetal Neonatal Med 2008;13:401-9

148 Pfister RE, Ramsden CA, Neil HL, Kyriakides MA, Berger PJ. Volume and secretion rate of lung liquid in the final days of gestation and labour in the fetal sheep. J Physiol 2001;535;889-99

149 Pfister RH, Soll R, Wiswell TE. Protein containing synthetic surfactant versus animal derived surfactant extract for the prevention and treatment of respiratory distress syndrome. Cochrane Database of Systematic Rev. 2007;4:CD006069. DOI: 10.1002/14651858. CD006069.pub3

150 Pillow JJ, Hillman NH, Polglase GR et al. Oxygen, temperature and humidity of inspired gases and their influences on airway and lung tissue in near-term lambs. Int Care Med 2009;35:2157-63

151 Pilot Trial of Surfactant Booster Prophylaxis For Ventilated Preterm Neonates; www.clinicaltrials.gov/Surfactant, identifier: NCT00208039

152 Poetsch J. Juristisches Spannungsfeld bei der Off-label-Verordnung von Arzneimitteln in der Pädiatrie, JDDG 2006;4(5):421-6

153 Polin RA, Sahni R. Newer experience with CPAP. Semin Neonatol 2002;7:379-89

154 Popovi D, Miketi V, Matovi G, Nikoli V. Application of biomarkers in evaluation of fetal lung maturity. Jugoslov Med Biohem 2006;25:403-10

155 Prevention of Chronic Lung Disease (CLD) in Preterm Infants. www.clinicaltrials.gov/Surfactant, identifier: NCT00883532

156 Proquitte H, Dushe T, Hammer H, Rudiger M, Schmalisch G, Wauer RR. Observational study to compare the clinical efficacy of the natural surfactants Alveofact and Curosurf in the treatment of respiratory distress syndrome in premature infants. Respir Med 2007;101;169-76

157 Proquitte H, Freiberger O, Yilmaz S et al. The effect of surgery on lung volume and conventional monitoring parameters in ventilated newborn infants. Eur Respir J 2010;35;1-7

158 Rabi Y, Yee W, Chen SY, Singhal N. Oxygen saturation trends immediately after birth. J Pediatr 2006;148:590-4

159 Ramanathan R. Choosing a Right Surfactant for Respiratory Distress Syndrome Treatment. Neonatology 2009;95:1

160 Ramanathan R. Animal-derived surfactants: where are we? The evidence from randomized, controlled clinical trials. J Perinatol 2009;29:38-43

161 Rascher W. Off-label-Anwendung bei Kindern. Pressegespräch der ABDA, 17.6.2009, Berlin, www.abda.de/fileadmin/downloads/2009_TDA/RascherPressegespraech_170609.pdf.

162 Ring AM, Garland JS, Stafeil B et al. The effect of a prolonged time interval between antenatal corticosteroid administration and delivery on outcomes in preterm neonates: a cohort study. Am J Obstet Gynecol 2007;196:1-6

163 Roberts D, Dalziel S. Antenatal corticosteroids for accelerating fetal lung maturation for women at risk of preterm birth (Review). © The Cochrane Collaboration. Hoboken: John Wiley & Sons, Ltd,; 2006

164 Robertson D. Pathology and pathophysiology of neonatal surfactant deficiency. In: Robertson B, Van Golde L, Batenburg JJ, eds. Pulmonary Surfactant. Amsterdam: Elsevier Science; 1984:383-418

165 Robertson PA, Sniderman SH, Laros RK Jr. Neonatal morbidity according to gestational age and birth weight from five tertiary care centers in the United States, 1983 through 1986. Am J Obstet Gynecol 1992;166:1629-41

166 Roehr CC, Schmalisch G, Khakban A, Proquitte H, Wauer RR. Use of Continuous Positive Airway Pressure (CPAP) in Neonatal Units – A Survey of Current Preferences and Practice in Germany. Eur J Med Res 2007;12:139-44

167 Roehr CC, Kelm M, Fischer HS, Bührer C, Schmalisch G, Proquitté H. Manual ventilation devices in neonatal resuscitation: Tidal volume and positive pressure-provision Resuscitation 2010;81:202-5

167a. Roehr CC. Persönliche Mitteilung

168 Roehr CC, Wauer RR. The Rationale and Use of Surfactant and Continuous Positive Airway Pressure (CPAP) in Extremely Low Gestational Age Neonates (ELGANs). Neonatal Reviews 2010;11, publication expected in June

169 Rojas MA, Lozano JM, Rojas MX et al. for Colombian Neonatal Research Network. Very early surfactant without mandatory ventilation in premature infants treated with early continuous positive airway pressure: a randomized, controlled trial. Pediatrics 2009;123:137-42

170 Rosseau S. Acute respiratory distress syndrom ARDS. In: Wauer RR, Hrsg. Surfactanttherapie. Stuttgart, New York: Thieme; 2004:204-25

171 Roth-Kleiner M, Post M. Genetic control of lung development. Biol Neonate. 2003;84:83-8

172 Rüdiger M, Kolleck I, Putz G, Stevens P, Wauer RR, Rüstow B. Plasmalogens effectively reduce the surface tension of surfactant-like phospholipid mixtures. Am J Physiol Lung Cell Mol Physiol 1998;274:L143-L148

173 Rüdiger M, v. Baehr A, Haupt R, Wauer RR, Rüstow B. Preterm infants with high polyunsaturated fatty acid and plasmalogen content in tracheal aspirates do develop bronchopulmonary dysplasia less often. Crit Care Med 2000;28:1572.

174 Rüdiger M, Tölle A, Meier W, Rüstow B. Naturally derived commercial surfactants differ in composition of surfactant lipids and in surface viscosity. Am J Physiol Lung Cell Mol Physiol 2005;288:L379-L383

175 Saugstad OD. Bronchopulmonary dysplasia – oxidative stress and antioxidants. Semin Neonatol 2003;8:39-49

176 Saugstad OD, Ramji S, Vento M. Resuscitation of depressed newborn infants with air or pure oxygen: a meta-analysis. Biol Neonate 2005;87:27-34

177 Saugstad OD, Hansen TW, Rønnestad A, Nakstad B, Tølløfsrud PA. Novel mutations in the gene encoding ATP binding cassette protein member A3 (ABCA3) resulting in fatal neonatal lung disease. Acta Paediat 2007;96:185-90

178 Scarpelli EM, ed. Pulmonary Physiology: Fetus, newborn, child and adolescent. Philadelphia: Lea and Febiger; 1988

179 Schmalisch G, Wauer RR. Die grundlegenden atemmechanischen Vorgänge bei der druckbegrenzten Beatmung von Neugeborenen. Kinderärztl Prax 1990;58:653-61

180 Schmoelzer G, tePas AB, Davis PG, Morley CJ. Reducing lung injury during neonatal resuscitation. J Pediatrics 2008;153:741-5

181 Schuchat A. Group B streptococcal disease: from trials and tribulations to triumph and trepidation. Clin Infect Dis 2001;33:751-6

182 Seckl JR, Meaney MJ. Glucocorticoid programming. Ann N Y Acad Sci 2004;1032:63-84

183 Seckl JR. Glucocorticoids, developmental 'programming' and the risk of affective dysfunction. Prog Brain Res 2008;167:17-34

183a. Seger N, Soll R. Animal derived surfactant extract for treatment of respiratory distress syndrome (review). Cochrane Database of Systematic Rev. 2009;2:CD007836. DOI:10.1002/146518858. CD007836

184 Segerer H, Stevens P, Schadow B et al. Surfactant substitution in ventilated very low birth weight infants: factors related to response types. Pediatr Res 1991;30:591-6

185 Shinwell ES, Eventov-Friedman S. Impact of perinatal corticosteroids on neuromotor development and outcome: Review of the literature and new meta-analysis. Seminars in Fetal Neonatal Med 2009;14:164-70

186 Siew M L, Wallace MJ, Kitchen MJ et al. Inspiration regulates the rate and temporal pattern of lung liquid clearance and lung aeration at birth. J Appl Physiol 2009;106:1888-95

187 Silverman WC, Anderson DH. Controlled clinical trial on effects of water mist on obstructive respiratory signs, death rate and necropsy findings among premature infants. Pediatrics 1956;17:1-4

188 Sotiriadis A, Makrydimas G, Papatheodorou S, Ioannidis JP. Corticosteroids for preventing neonatal respiratory morbidity after elective caesarean section at term. Cochrane Database Syst Rev. 2009 Oct 7;4:CD006614.

189 Soll RF. Prophylactic natural surfactant extract for preventing morbidity and mortality in preterm infants. Cochrane Database Syst Rev. 2000;2:CD000511

190 Soll RF, Dargaville P. Surfactant for meconium aspiration syndrome in full term infants. Cochrane Database Syst Rev. 2000;2:CD002054 (ISSN: 1469–493X).

191 Soll RF, Morley CJ. Prophylactic versus selective use of surfactant in preventing morbidity and mortality in preterm infants. Cochrane Database Syst Rev. 2001;2:CD000510

192 Soll R, Özek E. Multiple versus single doses of exogenous surfactant for the prevention or treatment of neonatal respiratory distress syndrome. Cochrane Database of Systematic Rev. 2009;1:CD000141. DOI: 0.1002/14651858.

193 Squires AJ, Hyndman M. Prevention of Nasal Injuries Secondary to NCPAP Application in ELBW Infants. Neonatal Network 2009;28:13-27, www.medscape.com/viewarticle/588589

194 Statistisches Bundesamt Wiesbaden. www.destatis.de/jetspeed/portal/cms/Sites/destatis/Internet/DE/Content/Statistiken/Bevoelkerung/Eheschliessungen-Scheidungen/Tabellen/Content100/Eheschliessungen GeboreneGestorbene,property=file.xls; und Todesursachen in Deutschland – Gestorbene in Deutschland an ausgewählten Todesursachen 2007 (erschienen am 26. August 2008, korrigiert am 12. März 2009) © Statistisches Bundesamt, Fachserie 12, Reihe 4, Wiesbaden 2009

195 Steven W, Peterson SW. Understanding the Sequence of Pulmonary Injury in the Extremely Low Birth Weight, Surfactant-Deficient Infant. Neonatal Network 2009;28:221-9

196 Stevens TP, Blennow M, Myers EH, Soll R. Early surfactant administration with brief ventilation vs. selective surfactant and continued mechanical ventilation for preterm infants with or at risk for respiratory distress syndrome. Cochrane Database of Systematic Rev. 2007;4:CD003063. DOI: 10.1002/14651858. CD003063.pub3

197 Stevens TP, Harrington EW, Blennow M, Soll RF. Early surfactant administration with brief ventilation vs. selective surfactant and continued mechanical ventilation for preterm infants with or at risk for respiratory distress syndrome. Cochrane Database of Systematic Rev. 2008 Issue 1, © The Cochrane Collaboration. Hoboken: John Wiley & Sons, Ltd.; 2008

198 Stevens PA. Das Surfactantsystem. In: Wauer RR, Hrsg. Surfactanttherapie. Stuttgart, New York: Thieme; 2004:11-27

199 Subramaniam P, Henderson-Smart DJ, Davis PG. Prophylactic nasal continuous positive airways pressure for preventing morbidity and mortality in very preterm infants. Cochrane Database Syst Rev. 2000;2:CD001243

200 Surfactant Lavage vs. Bolus Surfactant in Neonates With Meconium Aspiration. www.clinicaltrials.gov/surfactant, identifier: NCT00312507

201 Sweet D, Bevilacqua G, Carnielli V et al. European consensus guidelines on the management of neonatal respiratory distress syndrome. J Perinat Med 2007;35:175

202 Sweet DG, Halliday HL. The use of surfactants in 2009. Arch Dis Child Educ Pract Ed 2009;94:78-83

203 Taskar V, John J, Evander E, Robertson B, Jonson B. Surfactant dysfunction makes lungs vulnerable to repetitive collapse and re-expansion. Am J Respir Crit Care Med 1997;155:313-20

204 te Pas AB, Walther FJ. A randomized, controlled trial of delivery-room respiratory management in very preterm infants. Pediatrics 2007;120:322-9

205 tePas AB, Davis PG, Hooper SB, Morley CJ. From liquid to air: Breathing after birth. J Pediatr 2007;152:607-11

206 te Pas AB, Davis PG, Kamlin COK, Dawson J, O'Donnell CPF, Morley CJ. Spontaneous breathing patterns of very preterm infants treated with continuous positive airway pressure at birth. Pediatr Res 2008;64:281-5

207 tePas AB, Siew M, Wallace MJ et al. Establishing Functional Residual Capacity at Birth: The Effect of Sustained Inflation and Positive End-Expiratory Pressure in a Preterm Rabbit Model. Pediatr Res 2009;65:537-41

208 tePas AB. Breathing of preterm infants at birth. Research-Seminar: The Rationale and Use of Surfactant and CPAP in Extremely Low Gestational Age Neonates (ELGANs). Vortrag, ERS-Kongress Wien, Sept. 2009

209 TOLSURF I: Trial of Late Surfactant for Prevention of Bronchopulmonary Dysplasia. www.clinicaltrials.gov/surfactant, identifier: NCT 00569530

210 TOLSURF II: Trial of Late Surfactant for Prevention of Bronchopulmonary Dysplasia. www.clinicaltrials.gov/surfactant, identifier: NCT 01022580

211 Thome U, Töpfer A, Schaller P, Pohlandt F. The effects of positive endexpiratory pressure, peak inspiratory pressure, and inspiratory time on FRC in mechanically ventilated preterm infants. Eur J Pediatr 1998;157:831-7

212 Torresin M, Zimmermann LJI, Cogo PE et al. Exogenous Surfactant Kinetics in Infant Respiratory Distress Syndrome: A Novel Method with Stable Isotopes. Am J Crit Care Med 2000;161:1584-9

213 Trevisanuto D, Grazzina N, Ferrares P, Micaglio M,

Verghese Ch, Zanardo V. Laryngeal mask airway used as a delivery conduit for the administration of surfactant to preterm infants with respiratory distress syndrome. Biol Neonate 2005;87:217

214 Tservistas M, Fucgs C, Egle R et al. Development of in-vitro models for aerosolized surfactant therapy to support customization of a novel nebulizer system based technology eFlow® Technology (Pari). Abstract P4052; Europ Resp J 2009;34(Suppl 53):726

215 Tsuchida S, Engelberts D, Roth M, McKerlie C, Post M, Kavanagh BP. Continuous positive airway pressure causes lung injury in a model of sepsis. Am J Physiol 2005;289:554-64

216 Upton CJ, Milner AD. Endotracheal resuscitation of neonates using a rebreathing bag. Arch Dis Child 1991;66:39-42

217 Usher RH, Allen AC, McLean FH. Risk of respiratory distress syndrome related to gestational age, route of delivery and maternal diabetes. Am J Obstet Gynecol 1971;111:826-32

218 van Bel F, Heijnen CJ. Perinatal programming and re-programming by glucocorticoid therapy and perinatal stress. Seminars in Fetal Neonatal Med 2009;14:127-9

219 Vento M, Moro M, Escrig R et al. Preterm Resuscitation With Low Oxygen Causes Less Oxidative Stress, Inflammation, and Chronic Lung Disease Pediatrics 2009;124:e439-e449

220 Verder H, Robertson B, Griesen G et al. Surfactant therapy and nasal continuous positive airway pressure for newborns with respiratory distress syndrome. N Engl J Med 1994;331:1051-5.

221 Verder H, Albertsen P, Ebbesen F et al. Nasal continuous positive airway pressure and early surfactant therapy for respiratory distress syndrome in infants of less than 30 weeks' gestation. Pediatrics 1999;103:e24

222 Verder H, Ebbesen F, Linderholm B et al. for the Danish-Swedish Multicentre Study Group. Prediction of RDS by microbubble stability test on gastric aspirates in newborns of less than 32 weeks' gestation. Acta Pædiatr 2003;92:728-33

223 Verlato G, Cogo PE, Balzani M et al. Surfactant status in preterm neonates recovering from respiratory distress syndrome. Pediatrics 2008;122:102-8

224 Vermont-Oxford-Database Jahresberichte 1991-2005: Annual NICU Quality Management Reports, Center 166 (Charité Berlin). Vermont Oxford Network, Burlington Vermont 05401

225 VON-Study: Delivery Room Management Trial of Premature Infants at High Risk of Respiratory Distress Syndrome. www.clinicaltrials.gov/surfactant, identifier: NCT00244101

226 Vilstrup CT, Björklund LJ, Larsson A, Werner O. Functional residual capacity and ventilation homogeneity in mechanical ventilated small neonates. J Appl Physiol 1992;73:276-83

227 Vilstrup CT, Bjorklund LJ, Werner O, Larsson A. Lung volumes and pressure-volume relations of the respiratory system in small ventilated neonates with severe respiratory distress syndrome. Pediatr Res 1996;39:127-33

228 Yeh Tsu F, Lin HC, Chang CH et al. Early Intratracheal Instillation of Budesonide Using Surfactant as a Vehicle to Prevent Chronic Lung Disease in Preterm Infants: A Pilot Study. Pediatrics 2008;121:e1310-e1318

229 Vyas H, Field D, Milner AD, Hopkin IE. Determinants of the first inspiratory volume and functional residual capacity at birth. Pediatr Pulmonol 1986;2:189-93

230 Walti H, Paris-Llado J, Breart G, Couchard M, the French Collaborative Multicentre Study Group. Porcine surfactant replacement therapy in newborns of 25-31 weeks' gestation: a randomized multicentre trial of prophylaxis versus rescue with multiple low doses. Acta Paediatr 1995;84:913-21

231 Wang Y, Maciejewski BS, Lee N, Silbert O, McKnight NL, Sanchez-Esteban J. Strain-induced fetal type II epithelial cell differentiation is mediated via cAMP-PKA-dependent signaling pathway. Am J Physiol Lung Cell Mol Physiol 2006;291:820-7

232 Warburton D, Olver BE. Coordination of genetic, epigenetic, and environmental factors in lung development, injury, and repair. Chest 1997;111(6 Suppl):119S-122S

233 Wauer RR, Rogalski M, Schwerecke A, Schmalisch G. Prophylaxe und Therapie des neonatalen Atemnotsyndroms durch endotracheale Applikation exogenen Surfactants – eine Literaturübersicht. Z Klin Med 1991;46:985-92

234 Wauer RR. Das Atemnotsyndrom (ANS). In: Wauer RR, Hrsg. Surfactanttherapie des neonatalen Atemnotsyndroms. Stuttgart, New York: Thieme; 1993:9

235 Wauer RR. Hrsg. Surfactanttherapie. Stuttgart, New York: Thieme; 2004

236 Wauer RR, Maurer T, Nowotny T, Schmalisch G. Assessment of functional residual capacity using nitrogen washout and plethysmographic techniques in infants with and without bronchopulmonary dysplasia. Intensive Care Med 1998;4:469-75

237 Wauer RR, Kalache K. Die fetale Lungenflüssigkeit. In: Wauer RR, Hrsg. Surfactanttherapie. Stuttgart, New York: Thieme; 2004:32-4

238 Wauer RR, Gortner L, Schmalisch G. Surfactanttherapie beim neonatalen Atemnotsyndrom. In: Wauer RR, Hrsg. Surfactanttherapie. Stuttgart, New York: Thieme; 2004: 109-32

239 Wauer RR. Morbidität und Mortalität in der Neugeborenen und Säuglingsperiode. In: Ganten D, Ruckpaul K, Wauer RR, Hrsg. Molekularmedizinische Grundlagen von fetalen und neonatalen Erkrankungen. Berlin, Heidelberg: Springer; 2005:49-80

240 Wauer RR, Schmalisch G. Die Entwicklung der Kinder-, Säuglings- und Neugeborenensterblichkeit in Deutschland seit der Gründung der Deutschen Gesellschaft für Kinderheilkunde. In: Historische Kommission der DGKJ, Hrsg. 125 Jahre Deutsche Gesellschaft für Kinder- und Jugendmedizin e.V. Berlin, Juli 2008:133-45

241 Wenzel U, Rüdiger M, Wagner M, Wauer RR. The utility of deadspace and capnometry measurement in determination of surfactant efficiacy in surfactant depleted lungs. Crit Care Med 1999;27:946-52

242 Whitsett JA, Wert SE, Yan Xu: Genetic Disorders of Surfactant Homeostasis. Biol Neonate 2005;87:283-7

243 Whitsett JA, Matsuzaki Y. Transcriptional regulation of perinatal lung maturation. Pediatr Clin North Am 2006;53:873

244 Wilson SM, Olver RE, Walter DV. Developmental regulation of luminal lung fluid and electrolyte transport. Resp Physiol Neurobiol 2007;159:247-55

245 Willson DF, Thomas NJ, Markovitz BP et al. for the Pediatric Acute Lung Injury and Sepsis Investigators: Effect of Exogenous Surfactant (Calfactant) in Pediatric Acute Lung Injury – A Randomized Controlled Trial. JAMA 2005;293:470-6

246 Wirbelauer J, Speer CP. The role of surfactant treatment in preterm infants and term newborns with acute respiratory distress syndrome. J Perinatol 2009;29:18-22

247 Wiswell TE, Knight GR, Finer NN et al. A multicenter, randomized, controlled trial comparing Surfaxin (Lucinactant) lavage with standard care for treatment of meconiumaspiration syndrome. Pediatrics 2002;109:1081-7

248 Wright JR. Host defense functions of pulmonary surfactant. Biol Neonate 2004;85:326-32

248a. Wright JR, Clements JA. Metabolism and turnover of lung surfactant. Am Rev Resp Dis 1987;135:426-44

249 Zaramella P, Freato F, Grazzina N, Saraceni E, Vianello A, Chiandetti L. Does helmet CPAP reduce cerebral blood flow, and volume by comparison with Infant Flow driver CPAP in preterm neonates? Intensive Care Med 2006;32:1613-9

Sachwortverzeichnis